Fit für die Praxis

Renate Tewes

Einfach gesagt

Kommunikation für Physio- und Ergotherapeuten

Mit 15 Abbildungen

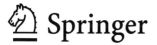 Springer

Prof. Dr. Renate Tewes
Crown Coaching International
Dresden

ISBN-13 978-3-662-44359-0   ISBN 978-3-662-44360-6 (eBook)
DOI 10.1007/978-3-662-44360-6

Die Deutsche Nationalbibliothek verzeichnet diese Publikation in der
Deutschen Nationalbibliografie; detaillierte bibliografische Daten sind im
Internet über http://dnb.d-nb.de abrufbar.

Springer Medizin
© Springer-Verlag Berlin Heidelberg 2014

Planung: Barbara Lengricht, Berlin
Projektmanagement: Ulrike Dächert, Heidelberg
Lektorat: Natalie Brecht, Heidelberg
Projektkoordination: Barbara Karg, Heidelberg
Umschlaggestaltung: deblik Berlin
Fotonachweis Umschlag: © Fotolia_65727998
Zeichnungen: Claudia Styrsky, München
Herstellung: Fotosatz-Service Köhler GmbH – Reinhold Schöberl, Würzburg

Gedruckt auf säurefreiem und chlorfrei gebleichtem Papier

Springer Medizin ist Teil der Fachverlagsgruppe Springer Science+Business Media
www.springer.com

Jedem Anfang wohnt ein Zauber inne, der uns beschützt und der uns hilft zu leben. (Hermann Hesse)

Vorwort

Kompakt, praxisnah, lesbar und damit hilfreich, so sollte diese neue Reihe für Berufstätige an der Basis sein. Diese Bücher »Fit für die Praxis« sind untereinander vernetzt.

Das Thema »Kommunikation im Gesundheitswesen« ist brandaktuell. Obwohl die Kommunikation in dieser Branche eine zentrale Grundlage für alles Handeln bildet, wird es doch wenig gelehrt. Das mag einer der Gründe dafür sein, warum es bezüglich Gesprächsführung enorme Entwicklungspotenziale im Gesundheitswesen gibt.

Das Missverstehen, aneinander vorbeireden oder das Vorenthalten von Informationen prägt oft den beruflichen Alltag. Auch Mobbing gehört dazu und kommt im Gesundheits- und Sozialwesen 7-mal häufiger vor als in anderen Berufsbereichen [2]. Diese Zahlen sprechen eine deutliche Sprache und weisen auf den Handlungsbedarf hin.

Eine Verbesserung des kommunikativen Umgangs miteinander hat bedeutsame ökonomische Auswirkungen. Denn unprofessionelle Kommunikation belastet die Menschen im Gesundheitswesen und hat Auswirkungen auf die Berufszufriedenheit, den Krankenstand, die Fluktuation und die Fehlerhäufigkeit. Damit wird professionelle Kommunikation zum ökonomischen Faktor und Führungskräfte im Gesundheitswesen müssen sich fragen, wie viel unprofessionelle Kommunikation sie sich noch leisten können.

Das Erlernen professioneller Gespräche und Interaktionen geht natürlich nur durch Üben. Dafür bietet der berufliche Alltag viele Trainingsfelder. Mögen alle Leser und Leserinnen dieses Buches inspiriert sein, die eigenen Gespräche zukünftig intensiver zu reflektieren und Lust an gelungener Kommunikation entwickeln.

Renate Tewes
Dresden im Juli 2014

Über die Autorin

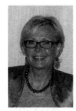

Prof. Dr. Renate Tewes

Prof. Dr. Renate Tewes lehrt als Professorin für Pflege-wissenschaft und Pflegemanagement an der Ev. Hochschule in Dresden (ehs). Sie ist Dipl.-Psycho-login und Coach mit eigener Unternehmensberatung (www.crown-coaching.de).

Prof. Tewes verfügt über eine Reihe von Qualifikationen von denen die Führungskräfte profitieren, die beraten, begleitet oder trainiert werden wollen. Dazu zählen u. a. die Coachingausbildung (CoreDynamik Freiburg), eine Gruppendynamische Zusatzausbildung (AGM Münster) und das LEO-Training (CHCM, Minneapolis, USA).

Als Trainerin für Führungskräfte im Gesundheits-wesen ist Prof. Tewes in Deutschland, der Schweiz, Großbritannien und den USA tätig.

■ **Unter Mitarbeit von Katja Bordiehn**

BSc. Physiotherapie. Arbeitet zurzeit als Physio-therapeutin in Berlin

Inhaltsverzeichnis

Kennen Sie das auch?

Zwei Mitarbeiter unterhalten sich über eine Patientin. *»Wie alt ist die eigentlich? Eher vom »Typ Krampfadergeschwader« oder schon »Rubrik Scheintod?« »Na, ein echter Gomer eben!«*

Gomer ist die Abkürzung für **g**et **o**ut of **m**y **e**mergency **r**oom und bezieht sich auf den Roman »House of God« von Samuel Shem [1]. In der Umgangssprache medizinischen Personals steht Gomer für einen alten verwirrten Patienten, der lieber sterben sollte, als die Notaufnahme einer Klinik zu blockieren.

Die Unterredung der beiden Mitarbeiter ist würdelos und menschenverachtend. Dennoch bestimmen solche Vokabeln nicht selten den medizinischen Alltag und laden – insbesondere in arbeitsreichen Phasen – dazu ein, einfach mitzulästern.

Eine ergotherapeutische Praxis hat sich auf entwicklungsverzögerte Kinder spezialisiert. Der neue Kollege gibt sich viel Mühe und kommt auch bei den Eltern und Kindern gut an. Einmal beobachten Sie folgende Szene: der Kollege arbeitet gerade mit einem stark sehbehinderten Kind mit Knete, als die Mutter eines anderen Kindes im Therapieraum erscheint und um eine Terminverschiebung bittet. Der Kollege verlässt kurz den Raum, um dieser Mutter behilflich zu sein. Der sehbehinderte Junge fängt an, sich die Knete in den Mund zu stecken und Sie können gerade noch verhindern, dass er sie herunterschluckt. Als ihr Kollege zurückkommt, sagen Sie: *»Wenn Du zukünftig während einer Behandlung den Raum verlässt, sag mir bitte vorher Bescheid, damit ich mich dann auch um*

*Dein Kind kümmern kann, okay? Der Kleine hier hat gerade
versuchte seine Knete zu essen.«*

Der Kollege reagiert ärgerlich: »*Mein Gott, Du hast doch
gesehen, dass ich mal raus musste. Da ist es doch selbst-
verständlich, dass Du mal einen Blick auf mein Kind wirfst.
Oder brauchst Du dazu eine extra Einladung?«*

Literatur

1. Shem S (1978) House of God. Urban & Fischer, München
2. Zapf D, Einarsen S (2010). Individual antecedents of bullying:
   The victims and the bullies. In: Einarsen S, Hoel H, Zapf D,
   Cooper CL (eds). *Workplace bullying: Development in theory,
   research and practice. 2nd ed.* Taylor & Francis, London

Basics professioneller Kommunikation

Renate Tewes

R. Tewes, *Einfach gesagt*,
DOI 10.1007/978-3-662-44360-6_1,
© Springer-Verlag Berlin Heidelberg 2014

» Jenseits von richtig und falsch liegt ein Ort. Dort treffen wir uns. (Dschalal-ad-Din Muhammad Rumi)

Eine ganz alltägliche Situation. Sie haben es nur gut mit dem Kollegen gemeint und der reagiert gleich abwehrend. Sie haben doch nichts Falsches gesagt, oder? Nein, eigentlich nicht. Doch in diesem Gespräch reagieren Sender und Empfänger der Kommunikation auf unterschiedlichen Ebenen und reden so aneinander vorbei. Während Sie auf der Sachebene einen Vorschlag machen, der zukünftig mögliche Probleme verhindern soll, hört der Kollege auf der Beziehungsebene nur die Kritik.

1.1 Was ist professionelle Kommunikation?

Fast alle Kommunikation hat gelungene und weniger gelungene Momente. Deshalb gibt es strenggenommen keine Einteilung in professionelle und unprofessionelle Kommunikation. Dennoch habe ich mich entschlossen, im Folgenden jeweils Beispiele auszuwählen, welche eher für das Eine oder für das Andere stehen. Diese Schwarz-weiß-Zeichnung dient insbesondere dem leichteren Verständnis dieser komplexen Thematik.

Was ist mit professionell gemeint? Professionelles Handeln ist v.a. praktisches Handeln und vereint zwei wichtige Prinzipien:

- Fachwissen und eine
- soziale Orientierung.

Zugleich bezieht sich professionelles Verhalten auf die berufliche Tätigkeit, die über eigene Ethikrichtlinien verfügt und deren Erkenntnisse wissenschaftlich überprüft werden. Professionelles Handeln ist dabei an Klienten ausgerichtet und bedarf der Begründung und kritischen Analyse [11]. Annegret Veit verwendet in diesem Kontext den Begriff der »reflexionsgesättigten Erfahrung«[11].

Der verbale Anteil der Kommunikation spielt oftmals eine eher untergeordnete Rolle. In der Übermittlung der Botschaft dominieren zumeist die nonverbalen Elemente [1]. Deshalb spielt die Beziehung zwischen den Kommunikationspartnern eine sehr große Rolle. Oder um es mit der Managementtrainerin Vera Birkenbihl zu sagen: »Es ist nicht entscheidend, was ich sage, sondern was der andere hört.« Und was mein Gegenüber hört, hängt von vielen Dingen ab, wie:

- seinem Vertrauen, mir gegenüber,
- seinen Erfahrungen mit mir oder Angehörigen meiner Berufsgruppe,
- seiner emotionale Situation (Angst, Schmerz, Erleichterung über die Diagnose etc.) und
- seiner Erwartungshaltung.

Damit ist Kommunikation stark beziehungsgesteuert. Daraus lässt sich ableiten, dass professionelle Kommunikation in erster Linie Beziehungsarbeit ist und erst in zweiter Linie das Übermitteln von Nachrichten. Oder anders formuliert: die schönste Gesprächsführungstechnik hilft nichts, wenn die Beziehungsebene nicht stimmt.

Wenn Mitarbeiter aus Gesundheitsberufen professionell kommunizieren wollen, übernehmen sie aktiv die Verantwortung für den Aufbau einer Arbeitsbeziehung, auch Arbeitsbündnis genannt. Darüber hinaus liegt ihr Fokus weniger darauf, bestimmte Informationen mitzuteilen, sondern im Einholen der Rückmeldung des Gegenübers, um herauszufinden, welcher Inhalt diesen wirklich erreicht hat.

Professionelle Kommunikation ist ein hochspezialisiertes Expertenhandeln im praktischen Berufsalltag und muss im Gesundheitswesen als **die** Basiskompetenz schlechthin verstanden werden.

■ Entwicklungspotenziale bezüglich kommunikativer Kompetenz

Mit der Zunahme der Berufsunzufriedenheit im Gesundheitswesen [2][7] wird es für Führungskräfte zukünftig immer wichtiger, Mitarbeiter emotional zu binden [4]. Der Volkswirt Erik Händeler [6] sagt:

》 Die Qualität der zwischenmenschlichen Beziehungen wird zur wichtigsten Quelle der Wertschöpfung. Einzig die Verbesserung der Kommunikation kann in Unternehmen noch Effekte bringen, da hier Unsummen verschlungen werden. Missverständnisse, Vorenthalten von Information, Lästern und Mobbing beherrschen oft den Alltag und führen zu Ausfall von Personal oder inneren Kündigungen.

Als die Autorin sich dem Thema Kommunikation im Gesundheitswesen widmete, sammelte sie in ihren Trainings mit Führungskräften aus der Gesundheitsbranche Fallbeispiele aus der täglichen Berufspraxis. Einige wenige waren bereit, ihre Gespräche aufzuzeichnen und holten sich dazu die Erlaubnis der betroffenen Gesprächspartner ein. Der größte Teil gesammelter Fälle waren Gedächtnisprotokolle von Gesprächen, die in den unterschiedlichsten Teilen Deutschlands stattgefunden hatten.

Von den 98 gesammelten Gesprächsprotokollen konnten 72 ausgemacht werden, in denen unprofessionelles Verhalten dominierte. Dazu zählen, Beschuldigungen, Unterstellungen, Entwerten des Gesprächspartners, Angreifen, Überhören von Fragen, Nicht-ernst-nehmen des Gesprächspartners, distanzierte und gefühlskalte Mitteilungen oder Ausweichen in Fachsprache, die nicht verstanden wird. In 19 Gesprächen hielten sich professionelle und unprofessionelle Verhaltensweisen die Waage. Lediglich in sieben Gesprächen konnte von gelungener Kommunikation die Rede sein. Das war dann der Fall, wenn z. B.: der Mitarbeiter des Gesundheitswesens sich in das Gegenüber hineinversetzen konnte (Empathie), aktives Zuhören und Paraphrasieren zum Einsatz kamen und ein respektvoller Umgang gegeben war.

Das Zahlenverhältnis dieser gesammelten Gespräche mag einerseits dem Umstand geschuldet sein, dass negative Gespräche länger im Gedächtnis bleiben. Zum anderen kann es aber auch als Hinweis verstanden werden, dass es bezüglich der Herausbildung von kommunikativer Kompetenz im Gesundheitswesen noch enorme Entwicklungspotenziale gibt.

Die Kommunikation ist eine der wichtigsten Grundlagen, auf denen das Gesundheitswesen basiert. So werden im Umgang mit dem Patienten Informationen gesammelt in sogenannten Anamnesen und Assessments, Gespräche mit unterschiedlichsten Schwerpunkten werden geführt (informieren, beraten, beruhigen, unterstützen, austauschen, verhandeln, übergeben…), in schweigender Anteilnahme wird Kummer, Schmerz und Leid getragen und geteilt, mit körperlicher Zuwendung wird behandelt, umsorgt und begleitet, beim Wechsel in eine andere Institution wird übergeleitet und schließlich wird die Versorgung evaluiert. Ein Teil dieser Informationen, Daten und Gespräche wird dokumentiert. Doch ein großer Teil dieser Kommunikationsarbeit wird nicht in Akten und Unterlagen gesammelt, sondern verbleibt wie ein unsichtbares Band zwischen dem Mitarbeiter aus dem Gesundheitswesen und dem Patienten.

1.2 Das Gesundheitswesen lebt von Kommunikation

Die Kommunikation ist eine der wichtigsten Grundlagen, auf denen das Gesundheitswesen basiert. So werden im **Umgang mit dem Patienten** Informationen gesammelt in sogenannten Anamnesen und Assessments, Gespräche mit unterschiedlichsten Schwerpunkten werden geführt (informieren, beraten, beruhigen, unterstützen, austauschen, verhandeln, übergeben…), in schweigender Anteilnahme wird Kummer, Schmerz und Leid getragen und geteilt, mit körperlicher Zuwendung wird behandelt, umsorgt und begleitet, beim Wechsel in eine andere Institution wird übergeleitet und schließlich wird die Versorgung evaluiert. Ein Teil dieser Informationen, Daten und Gespräche wird dokumentiert. Doch ein großer Teil dieser Kommunikationsarbeit wird nicht in Akten und Unterlagen gesammelt, sondern verbleibt wie ein unsichtbares Band zwischen dem Mitarbeiter aus dem Gesundheitswesen und dem Patienten.

Im **Umgang mit Kollegen und Mitarbeitern anderer Fachdisziplinen** werden Informationen mitgeteilt, Befunde ausgetauscht, Diagnosen erstellt, Anordnungen getroffen, Fachfragen diskutiert, Untersuchungsergebnisse gebündelt, Beobachtungen notiert, Daten analysiert und Diagnosen hinterfragt. Dabei werden Netzwerke entwickelt, Konflikte gemanagt, Probleme gelöst, Missverständnisse ausgeräumt und kommunikative Plattformen entwickelt.

1.2.1 Aus Fehlern lernen

Professionelle Kommunikation lernt sich nicht durch theoretische Lektüre, sondern durch Üben. In diesem Sinne ist es ähnlich wie beim Schwimmen lernen. Wir müssen ins Wasser und solange üben, bis wir nicht nur oben bleiben, sondern auch gut vorankommen.

Da sich durch Fehler bekanntlich viel Erlernen lässt, beginne ich nun mit zwei Fallbeispielen, aus denen sich viel lernen lässt.

■ **Fallbeispiel unprofessioneller Kommunikation**
Postoperativer Scherz
Die Physiotherapeutin Mira Bürger (27) bringt Herrn Lange (53) nach einem Varizenstripping zum Behandlungsraum. Herr Lange wurde gestern zum ersten Mal operiert und bekommt heute seine erste Lymphdrainage. Auf dem Weg zum Behandlungsraum redet er ohne Punkt und Komma und scherzt über die Bundeskanzlerin Angela Merkel.

Herr Lange: »*Es ist schon witzig, dass wir Deutschen uns jetzt was von einer Frau sagen lassen müssen. Gut, dass im OP alle so lustig verkleidet waren, da konnte man wenigstens nicht sehen, ob man von einer Frau oder einem Mann operiert wurde.*«.

Mira Bürger sagt darauf verärgert: »*Sie trauen wohl Frauen gar nichts zu, was?*«.

Unsere persönlichen Erfahrungen fließen in Gespräche ein. Sind die Erfahrungen von Angst oder Ärger geprägt, können sie die Kommunikation negativ beeinflussen, ohne dass wir es merken.

■■ **Analyse des Fallbeispiels**
Schauen wir uns dieses Fallbeispiel einmal genauer an und betrachten zunächst die Perspektive von Herrn Lange. Es war seine erste Operation mit anschließender erster Be-

handlung. Sein pausenloses Gerede kann als Angst vor den Operationsfolgen oder der Behandlung verstanden werden. Die Anspielung auf Angela Merkel – als derzeit mächtigste Frau im Lande – kann verschiedenes bedeuten, z. B., dass Herr Lange sich machtlos fühlt und befürchtet von einer Frau operiert worden zu sein. Irgendwie scheint dieser Gedanke nicht in sein männliches Weltbild zu passen. Um das verstehen zu können, benötigen wir weitere Informationen.

Herr Lange wurde vor einem halben Jahr von seiner Frau geschieden, nachdem diese (ohne sein Wissen) ein langjähriges sexuelles Verhältnis mit seinem besten und einzigen Freund gepflegt hatte. Nach der Scheidung sorgte seine Frau dafür, dass Herr Lange seine Kinder nur noch sehr selten sieht. Sie lebt nun mit »seinem Freund« in dem Haus, was er vor 20 Jahren gemeinsam mit seiner Frau gebaut hatte.

Widmen wir unsere Betrachtung nun der Physiotherapeutin Mira Bürger. Diese reagiert verärgert, weil sie sich vermutlich als Frau selbst angesprochen fühlt und die Aussage von Herrn Lange persönlich auf sich bezieht. Obwohl ihre Reaktion verständlich ist, ist sie dennoch nicht professionell.

Vor dem Hintergrund ihrer Fachkenntnisse sollte Mira Bürger wissen, dass Operationen oder auch Behandlungssituationen den meisten Menschen Angst machen und erste Gespräche oft von diesem unangenehmen Grundgefühl beherrscht werden. Eine angemessene Reaktion wäre z. B. das Nachfragen, wie es dazu kommt, dass Herr Lange operierenden Männern mehr traut, als Frauen. Doch auch Frau Bürger hat ihre eigene Geschichte. Nachdem sie sich vor zwei Wochen von ihrem Freund getrennt hat, hatte dieser ihr prophezeit, dass sie es ohne ihn sowieso zu nichts bringen würde. Diese Worte hatten sie so sehr geärgert, dass sie es nun »den Männern« zeigen wollte, und plant, ein wissenschaftliches

Studium für »Physiotherapie« aufzunehmen. Mira Bürger beschließt, sich nie wieder von einem Mann abhängig zu machen.

■■ Mögliche professionelle Reaktionen auf die Scherze von Herrn Lange

»Mir fällt auf, dass Sie schon die ganze Zeit scherzen und da frage ich mich, ob das wohl noch einen anderen Grund hat, als bloße gute Laune?«

(Wenn ich bewusst auf die Gefühlsebene gehe, und die Ängste des Patienten zum Thema machen möchte. Einmal ausgesprochen, können Ängste entlastend wirken.)

»Was wäre denn für Sie der Unterschied von einem Mann oder einer Frau operiert worden zu sein, Herr Lange?«

(Wenn ich auf das Thema seines Misstrauens gegenüber Frauen eingehen möchte… Wenn ich sicher weiß, dass die Operation von einem Mann übernommen wurde, wäre jetzt eine gute Möglichkeit, darauf hinzuweisen.)

»Unsere Klinik hat sich auf die Operation der Krampfaderentfernung spezialisiert, sodass bei uns alle Mediziner und Medizinerinnen diese Technik sehr gut beherrschen.«

(Wenn ich ablenken will und die Ängste mit dem Argument der Professionalität binden möchte.)

> ❯ Unsere Gesprächsziele bestimmen unsere Kommunikation. Deshalb ist es sinnvoll sich seine Ziele bewusst zu machen.

1.3   Bestandteile der Kommunikation

❯❯ Kommunikationswissenschaft – die Lehre von den Missverständnissen (Markus M. Ronner)

Die Kommunikation lässt sich in zwei verschiedene Bestandteile zerlegen (▶ Fit für die Praxis: Besser im Team):

1. verbale Kommunikation,
2. nonverbale Kommunikation.

Die Sprache macht nur den kleinsten Teil der Kommunikation aus. »Nonverbale Signale haben oft einen wesentlich stärkeren Einfluss als verbale Signale.« [8]. Zum Nonverbalen der Kommunikation zählen Mimik, Gestik, Körperhaltung, Stimmlage, Kleidung, Blickkontakt, räumlicher Abstandkörperliche Berührung und Kommunikationsobjekte, wie Klingeln, Autoblinker oder Flaggen [5]. Das Verbale ist eben »nur die Sprache«.

Warum wir Nonverbalem mehr Gewicht geben als der Sprache, beantwortet uns die Entwicklungspsychologie. Wir kommen als Säuglinge sozusagen sprachlos auf die Welt. Angewiesen auf eine fürsorgliche Umwelt bemühen sich die Babys alles Verhalten zu interpretieren. Und bevor sie Sprache verstehen können lesen sie zunächst aus der Körpersprache, Mimik, Gestik, Stimmlage etc. Dieses früh erworbene Interpretationsmuster begleitet die Menschen auch dann noch, wenn sie bereits sprechen können [12].

Kommunikation beschränkt sich also nicht auf das Sprechen und Zuhören sondern ist physiologisch gesehen ein Prozess, der viele Sinnesorgane zeitgleich anspricht. Dabei können unsere Sinne unterschiedlich viele Informationen aufnehmen. Während unsere Ohren 100.000 Bit/s erfassen nehmen die Augen in der gleichen Zeit 100-mal mehr wahr (nämlich 10.000.000 Bit/s). Kein Wunder also, wenn wir Nonverbales stärker gewichten, denn unsere Ohren nehmen weniger Informationen auf, als unsere Augen [13].

Die Bedeutung nonverbaler Kommunikation macht sich insbesondere die Werbung zunutze. Dort werden stimulierte Gefühle mit Produkten in Verbindung gebracht, die oftmals nichts miteinander zu tun habe. Dazu zählen z.B. die nackte Frau auf der Kühlerhaube eines Autos, die glückliche Familie und ein Putzmittel oder die Freiheit und das Bier.

Schon vor über 30 Jahren wurde ein Testverfahren entwickelt, mit dem nonverbale Signale ermittelt wurden [14]. Der Test nennt sich Profile of Nonverbal Sensivity, kurz PONS. Mit dem Einsatz dieses Verfahrens wurden einige interessante Untersuchungsergebnisse erzielt. Demnach verfügen Frauen über eine bessere nonverbale Sensitivität als Männer. Ärzte und Therapeuten haben zufriedenere Patienten, wenn sie die Körpersprache besser verstehen. Erfolgreiche Psychotherapeuten und Pädagogen weisen bessere PONS-Werte auf als ihre weniger erfolgreichen Kollegen [3].

▪ Fallbeispiel unprofessioneller Kommunikation

Der erste Eindruck zählt

Die Therapeutin Marion Becker (32) wird nach Dienstende gebeten noch eine Akutpatientin zu übernehmen. Im Eingangsbereich der Praxis wartet bereits eine ältere Dame ungeduldig auf sie. Die Anmeldekraft erklärt, es handle sich um Ilse Singer (78), die mit unklaren Rückenschmerzen mit einem Taxi hergebracht wurde. Frau Singer trägt einen Pelzmantel und elegante Schuhe. Ihre Hände umklammern fest eine Gucci-Handtasche und ihr Blick ist abschätzend auf die Therapeutin gerichtet.

Frau Singer: »*Sie sind also Therapeutin? Sind Sie überhaupt schon fertig mit Ihrer Ausbildung?*

PT Becker: »*Darauf muss ich ja wohl nicht antworten. Ich arbeite hier, das sollte reichen. Also: was führt Sie zu uns?*«

Frau Singer: »*Nun ja, also ähm…Ich habe Rückenschmerzen.*«

PT Becker: »*Dann gehen Sie bitte in das Behandlungszimmer und ziehen Sie den Mantel schon einmal aus, damit ich Sie gleich schneller untersuchen kann.*«

Frau Singer's Augen weiten sich ängstlich: »*Den Mantel? Ausziehen?*«

Hinter dem Rücken von Frau Singer treffen sich die Blicke der Therapeutin und der Anmeldekraft. Beide rollen mit den Augen.

▪▪ Analyse des Fallbeispiels

Betrachten wir das Fallbeispiel zunächst aus der Perspektive von **Therapeutin Marion Becker**. Nach einem anstrengenden Dienst hatte sie auf einen ruhigen Feierabend gehofft und wollte sich im Dienstzimmer gerade umziehen, als sie zur neuen Patientin gerufen wurde. Ihr letzter Patient war ein älterer alleinstehender Mann, dem sie die arthrotischen Sprung- und Zehengelenke durchmobilisierte. Die Behandlung des Mannes war für Marion Becker eine kleine Herausforderung, da die mangelnden Hygienevorstellungen bzw.-möglichkeiten des Patienten ihre feine Nase sehr gereizt hatten. Doch es war ihr gelungen, sich nichts anmerken zu lassen.

Mit Frau Singer bot sich Frau Becker ein völlig anderes Bild. Die Frage nach der abgeschlossenen Berufsausbildung erlebte sie als direkte Konfrontation. So herablassend hatte sie sich selten behandelt gefühlt. Am liebsten hätte sie die Patientin in eine andere Praxis geschickt. Doch als Alternative sah sie die Möglichkeit, dieser »aufgetakelten Lady« zu zeigen, wer hier das Sagen hatte. Sie wollte sich auf keinen Fall von Frau Singer bevormunden lassen oder wie Dienstpersonal behandelt werden. Als Kind war Marion Becker auf ein Internat gegangen, wo sie sich von ihrer Klassenlehrerin wie eine Dienstmagd behandelt fühlte. Das sollte ihr nie wieder passieren, so hatte sie sich damals vorgenommen.

Betrachten wir nun dieses Gespräch aus der Sicht von **Frau Singer**. Ihr ganzes Leben erfreute sie sich stets bester Gesundheit und war lediglich zu den beiden Geburten ihrer Kinder im Krankenhaus gewesen. Eine ausgewogene Ernährung, regelmäßige Bewegung mit zwei Hunden und liebevolle Freundschaften bildeten eine stabile Basis. Den größten Teil ihres Lebens hatte sie eine eigene Musikschule geleitet.

Im letzten Jahr war ihr Mann überraschend einem Pankreaskarzinom erlegen. Von der Diagnose bis zum Tod waren es nur drei Monate. Am heutigen Abend hatte sie sich mit ihrer Freundin getroffen, von der sie erfuhr, dass diese an Knochenkrebs erkrankt sei. Bei der Beschreibung der Symptome ihrer Freundin hatte sie ähnliches bei sich selbst festgestellt: unklare Rückenschmerzen, Appetitmangel. Diese Rückenbeschwerden hatten nach dem Tod ihres Mannes eingesetzt und waren von ihrem Hausarzt als normale Verlustbeschwerden bezeichnet worden und er hatte sie mit einem Rezept über 6x klassischer Massagetherapie zur Entspannung nach Hause geschickt. Nun fürchtete sie jedoch, auch Knochenkrebs zu haben. Auf dem Heimweg im Taxi hatte sie dann plötzlich so starke Rückenschmerzen bekommen, dass der Taxifahrer sie kurzerhand vor der Praxis absetzte, statt sie heimzufahren.

Zu ihren Schmerzen und Sorgen kam hinzu, dass Frau Singer letzte Woche eine Fernsehsendung gesehen hatte, in der sich das medizinische Fachpersonal als Diebe und Betrüger entpuppte. Es wurde empfohlen, bei Unsicherheit das Personal zu bitten sich bezüglich ihrer Qualifikation auszuweisen.

> **Wenn wir uns in unserem Selbstwert bedroht fühlen, reagieren wir oft mit Misstrauen, Angst oder entwickeln eine negative Erwartungshaltung.**

▪▪ Was sich aus dem Gespräch in der Praxis lernen lässt

1. Sowohl Frau Singer als auch Marion Becker bringen eine Geschichte mit, die das gemeinsame Gespräch entscheidend prägt. Die unterschiedlichen Erfahrun-

gen der beiden Frauen führen im Erstkontakt zu **Vorurteilen** auf beiden Seiten.

- Marion Becker sieht sich einer arroganten reichen Dame gegenüber, die ihre Mitmenschen wie Dienstboten behandelt.
- Frau Singer befürchtet, dass sie dem Personal der Praxis nicht trauen kann und sieht in der Therapeutin eine mögliche Betrügerin.

2. Beide Gesprächspartnerinnen lösen beim anderen sog. **Trigger** aus. Dabei wird durch ein kleines Detail in der Kommunikation (verbal oder nonverbal) beim Gegenüber ein »Knopf gedrückt«, der den anderen sozusagen, wie eine »Bombe explodieren lässt«.

- Marion Becker sieht in Frau Singer ihre Lehrerin wieder, von der sie damals herablassend behandelt wurde. Diese unbewusste Verwechslung zweier Menschen wird auch Übertragung genannt.
- Frau Singer hatte einen männlichen älteren Therapeuten erwartet und misstraut der jungen Frau Becker, indem sie ihre Kompetenz in Frage stellt.

3. Beide fühlen sich durch das Gegenüber in ihrem Selbstwert angegriffen, den sie auf unterschiedliche Art »verteidigen«. Mit diesen Schutzmechanismen lösen sie jedoch beim anderen zusätzliche Verletzungen aus.

- Marion Becker spielt ihre **positionale Macht** aus, indem sie die Kontrolle übernimmt und das Gespräch dominiert. Damit nutzt sie ihre Rolle als Therapeutin aus und hierarchisiert das Gespräch zu ihren Gunsten.
- Frau Singer ist von der gesamten Situation (Schmerz und Sorge) verunsichert und befürchtet den falschen Menschen zu vertrauen. Um die eigene Sicherheit wieder herzustellen, bittet sie die Therapeutin, dass diese sich bezüglich ihrer Qualifikation äußert bzw. ausweist. Die Reaktion der Therapeutin auf diese

Bitte führt nun zum Erleben von **Kontrollverlust** bei Frau Singer.

1.4   Bedeutung des Selbstwertes für die Kommunikation

» Selbstvertrauen gewinnt man dadurch, dass man genau das tut, wovor man Angst hat, und auf diese Weise eine Reihe von erfolgreichen Erfahrungen sammelt. (Dale Carnegie; 1888-1955)

Der eigene Selbstwert beeinflusst die Kommunikation maßgeblich. Deshalb spielt dieser auch in den Kommunikationsmodellen von Virginia Satir eine große Rolle. Sie hat sich v.a. mit der Kommunikation in Familien beschäftigt und festgestellt, dass das erlebte Selbstwertgefühl der einzelnen Familienmitglieder sich auf die Kommunikation aller auswirkt. Dabei bringt sie ein geringes Selbstwertgefühl in Verbindung mit[10]:

- Misstrauen,
- Angst,
- Isolation,
- negative Erwartungshaltung und
- der Annahme der »Opferrolle«.

Ein starkes Selbstwertgefühl steht dagegen in Verbindung mit:

- Integrität,
- Ehrlichkeit,
- Verantwortlichkeit,
- Kompetenz,
- Mitgefühl und Liebe.

Ein geringer Selbstwert ist ein wesentliches Kennzeichen von problembeladenen Familien. Dagegen verfügen wachstumsfördernde Familien eher über ein starkes Selbstwertgefühl [9].

> **Praxistipp**
>
> Virginia Satir war eine der kreativsten Familientherapeutinnen, die es je gegeben hat. Sie entwickelte unzählige Methoden, um das Selbstwertgefühl von Menschen zu steigern und um aus problembeladenen Familien wachstumsfördernde zu machen.
>
> Es gibt viele Videos von ihrer Arbeit und vermittelt einen Eindruck von der Präsenz Satirs, mit der sie viele Familien bewegte und zu Änderungen ermutigte.
> - http://www.youtube.com/watch?v=BVbNxSNZmyk
> - http://www.youtube.com/watch?v=tBf62ZkiuuU&feature=related

Satir entdeckte schon früh, dass das Denken das Fühlen beeinflusst. Um also die Persönlichkeit zu entwickeln und einen starken Selbstwert aufzubauen ist es entscheidend, sich mit den Ressourcen zu beschäftigen, die jeder Mensch individuell mitbringt. Folgende Fragen helfen sich dieser Ressourcen bewusst zu werden [9].

1. Was mögen Sie gern an Ihrem Körper?
2. In welchen Bereichen kennen Sie sich besonders gut aus?
3. Wofür haben Sie ein gutes Gespür?
4. Welche Nahrung tut Ihrem Körper gut?
5. Wann und wo fühlen Sie sich besonders gut?
6. Was hören Sie gut und gern?
7. Wofür haben Sie einen guten Riecher?

Praxistipp

Eine gute Idee zur Stabilisierung des Selbstwertes ist es, sich jeden Abend, bevor Sie einschlafen, sich noch einmal alle Dinge des Tages bewusst zu machen, die Ihnen gut gelungen sind oder zu den schönen Momenten des Lebens gehören. Diese positiven Gedanken werden dann mit in den Schlaf genommen und fördern dort unbewusst die Träume, welche Ihnen wieder Kraft für den nächsten Tag geben.

1.5 Wodurch Kommunikation beeinflusst wird

» Das echte Gespräch bedeutet, aus dem Ich herauszutreten und an die Tür des Du klopfen. (Albert Camus)

Als Einflussgrößen auf die Kommunikation lassen sich äußere und individuelle Faktoren unterscheiden (◘ Tab. 1.1).

Der **Kontext** bestimmt die Kommunikation maßgeblich. So macht es einen Unterschied, ob einem Zielvereinbarungsgespräch eine Konfliktsituation vorausging, ein Gespräch verabredet wurde oder zwischen »Tür und Angel« stattfindet.

Der **Anlass des Gespräches** ist ebenfalls eine wichtige Einflussgröße. Bei einem Übergabegespräch werden andere Erwartungshaltungen geweckt als bei einem Mitarbeitergespräch, einem Problemgespräch, einem Bewerbungsgespräch oder einem Entlassungsgespräch.

Die **Anwesenheit weiterer Personen** bestimmt nicht nur die nonverbalen Aspekte sondern auch den Inhalt der Kommunikation. So kann ein Anamnesegespräch anders ablaufen, ob Angehörige dabei sind oder nicht.

▣ Tab. 1.1 Einflussgrößen auf die Kommunikation

Äußere Faktoren	Individuelle Faktoren
Kontext (Ort, Zeit, Gesamtsituation)	Persönliche Erfahrungen (Biografie, Kultur)
Anlass des Gesprächs	Beziehung zum Gesprächspartner
Anwesende Personen	Ziel des Gesprächs
Horizontale oder vertikale Kommuni-kation	Selbstwertgefühl
	Rollenklarheit
	Unbewusste Abwehr (z.B. Projektion)

Gespräche mit dem Vorgesetzten (**vertikal**) verlaufen oft anders als Gespräche mit Kollegen (**horizontal**).

Auf der individuellen Ebene der Gesprächspartner gibt es unzählige beeinflussende Faktoren. Hier seien die häufigsten genannt.

Zu den **persönlichen Erfahrungen** zählen die eigene Biografie, Vorerfahrungen mit dem Thema oder Gesprächspartner, Übung mit Gesprächssituationen sowie kultureller Hintergrund.

Eine sehr entscheidende Größe in der Kommunikation ist die **Beziehung der Gesprächspartner**. Es macht einen Unterschied, ob ich jemandem als Fremden begegne, bereits Vertrauen aufgebaut wurde, ich mit meiner Vorgesetzten rede oder ich schon mal gegen jemanden vor Gericht ausgesagt habe.

Das **Ziel des Gesprächs** kann sehr unterschiedlich sein. Bei einem spontan entstandenen Gespräch kann ich beispielsweise keinerlei Ziele verfolgen (außer vielleicht netten

»small talk« zu machen), ich kann aber auch einen Kollegen manipulieren, beim Chef »eine gute Figur abgeben« oder den Zuschlag für ein Projekt haben wollen.

Das **Selbstwertgefühl** spielt in der Kommunikation eine besonders große Rolle [9]. Während ein geringes Selbstwertgefühl negative Erwartungshaltungen an das Gespräch steigert ermöglicht das Erleben eines starken Selbstwertes eher die Übernahme der Verantwortlichkeit in der Kommunikation.

Jeder Mensch kleidet unterschiedliche **soziale Rollen** aus, die sich auch auf die Kommunikation auswirken. Wenn eine Frau z.B. mit ihrem 20 Jahre älteren Chef um eine Gehaltserhöhung verhandelt, und sich ihm gegenüber als Expertin auf ihrem Fachgebiet zeigen möchte, kann es wichtig sein, dem Chef gegenüber nicht unbewusst in die Rolle einer Tochter zu fallen.

Wenn wir in Entscheidungsdruck geraten, können wir unbewusst mit **Abwehrmechanismen** reagieren. Ein solcher Mechanismus ist z.B. die Projektion. Dabei nehmen wir bei anderen Menschen Verhalten oder Eigenschaften wahr, die wir bei uns selbst ablehnen. Wenn ich z.B. in einer Verhandlung mein Gegenüber einseitig informieren will, um dadurch Vorteile zu erreichen, könnte ich plötzlich befürchten, dass mein Verhandlungspartner mich manipulieren will.

1.6   Intrapsychischer Ablauf des Kommunikationsprozesses

> **»** Es ist nicht entscheidend, was ich sage, sondern was der andere hört. (Vera Birkenbihl)

Wie komplex Kommunikation ist, wird uns deutlich, wenn wir uns den Prozess anschauen, der dabei in einer Person abläuft. Dabei lassen sich 4 Phasen unterscheiden (◘ Abb. 1.1):

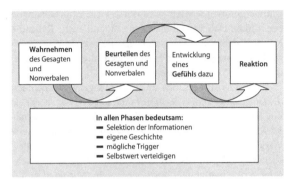

□ Abb. 1.1 Phasen der Kommunikation

1. Wahrnehmung des Gesagten und Nonverbalen,
2. Beurteilen der Kommunikation,
3. Entwickeln einer Emotion aufgrund der Beurteilung,
4. Reaktion.

Diese Phasen gehen oft sehr schnell in einander über und sind zumeist wenig bewusst. Dennoch kann jeder dieser Phasen von großer Komplexität sein.

1.6.1 Wahrnehmung, des Gesagten und Nonverbalen

In der ersten Phase werden aus unzähligen Signalen, wie Geräusche, Bilder, gesprochene Worte, Gerüche, Blickkontakt, Mimik, Gestik, Tonlage, räumliche Umgebung etc. nur einige wenige ausgewählt, die dann als Information das Gehirn erreichen. Diese Selektion verhindert einerseits eine Reizüberflutung und ermöglicht andererseits, dass wichtige Informationen nicht aufgenommen werden. Welche Signale wahrgenommen werden, wird durch viele Vorerfahrungen beeinflusst. Dabei spielt die eigene Biografie eine Rolle, die Kultur in der man aufgewachsen ist, die eigenen Werte, persönliche Vorlieben oder Erfahrungen, die das Thema in irgendeiner Weise berühren.

Schon Aristoteles (384-322 v. Chr.) sagte » *Wir erkennen die Dinge nicht so, wie sie an sich sind, sondern nur so, wie sie uns erscheinen. Die Realität selbst ist prinzipiell unerkennbar.*«. Damit ist gemeint, dass jeder Mensch sich seine eigene Wirklichkeit selbst konstruiert. Selbst wenn wir alle die gleiche Situation gemeinsam erleben, kann sie doch im Nachgang von jedem anders beschrieben sein. Mir passiert das z.B. regelmäßig, wenn ich am Tag nach einem Theaterabend die Kritik des Stückes morgens in der Zeitung lese und mich fragen muss: » *War der Theaterkritiker wirklich im selben Stück?*«.

1.6.2 Beurteilen der Kommunikation

Die wahrgenommene Kommunikation kann also nicht als eine objektive Realität verstanden werden sondern ist immer subjektiv mit den eigenen Sinnen erlebt. Demnach ist selbst die Wahrnehmung einem starken persönlichen Filter ausgesetzt, der nicht alle Informationen erschließt, sondern einen kleineren Teil der Gesamtsituation speichert. Diese Vorauswahl bietet nun die Grundlage für die persönliche Beurteilung des Gespräches.

Stellen Sie sich vor, Sie befinden sich in einem Seminargebäude zu einer Weiterbildung. Es handelt sich dabei um ein freistehendes Haus, das sich mitten in einer Parkanlage befindet.
Nach und nach nehmen sämtliche Teilnehmer dieses Seminars den Geruch von Feuer wahr. Damit ist die Wahrnehmung bei

allen Anwesenden gleich. Aufgrund der unterschiedlichen Vorerfahrungen der Teilnehmer kommt es jedoch zu völlig unterschiedlichen Beurteilungen:

- Teilnehmerin A: Sie erinnert sich an einen romantischen Abend mit Lagerfeuer, bei dem Sie ihren Freund kennen lernte. Warme Erinnerungen werden wach und zaubern einen lächelnden Ausdruck in ihr Gesicht. Sie beurteilt diese Situation als angenehm und geht davon aus, dass die Küche des Seminarhauses sich auf einen Grillabend im Park vorbereitet und das erste Feuer dazu angezündet hat.
- Teilnehmer B: Er hatte gestern Abend den Film »Flammendes Inferno« gesehen und ist deutlich nervös. Er beurteilt die Situation als gefährlich und geht davon aus, dass das Gebäude brennt und die Gruppe in Gefahr ist.

1.6.3 Entwickeln einer Emotion aufgrund der Beurteilung

Anhand des Beispiels, wie unterschiedliche Beurteilungen sich bei gleicher Wahrnehmung einstellen können lässt sich einfach verstehen, dass sich die daraus resultierenden Gefühle im Wesentlichen auf die Beurteilung beziehen. Teilnehmerin A wird bei dem Geruch von Feuer an ein romantisches Erlebnis erinnert, was zunächst Ruhe und Zufriedenheit bei ihr auslöst. Teilnehmer B beurteilt die Situation als gefährlich und er reagiert mit gesteigerter Nervosität.

1.6.4 Reaktion

Die Reaktion leitet sich von der subjektiven Beurteilung ab. In unserem Beispiel lehnt sich die Teilnehmerin A entspannt zurück und Teilnehmer B reagiert mit panischer Hektik.

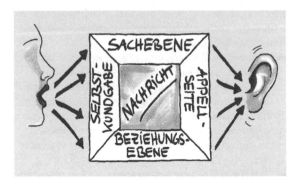

◘ Abb. 1.2 Die 4 Ebenen einer Nachricht nach Schulz von Thun

1.7   Das ganz normale Missverständnis

» Das Missverständnis ist die häufigste Form menschlicher Kommunikation. (Peter Benary)

Jede noch so kleine Informationsweitergabe hat neben dem Inhalt auch immer eine Beziehungsebene (◘ Abb. 1.2). Der Inhalt steht für das »was« der Nachricht und die Beziehung für das »wie« die Nachricht mitgeteilt wurde. Darüber hinaus kann der Sender auch etwas über sich selbst sagen (wie z. B. »*Ich bin ungeduldig!*«). Es ist auch möglich, dass mit der Nachricht an den Empfänger appelliert werden soll (z. B. »*Nun mach schon!*«).

Zum einen kann also eine Nachricht Informationen auf vier verschiedenen Ebenen transportieren und zum anderen hat der Empfänger dieser Nachricht »die Wahl« welche Aspekte er dabei wahrnimmt.

Die Ergotherapeutin Silke Manz ruft ihrer Kollegin Julia Bauer über den Flur zu:

»Julia, kannste mal eben kommen und mir beim Lagern von Frau Menne helfen?«.

Julia Bauer hat nun die Möglichkeit, diesen Satz auf ganz unterschiedlichen »Kanälen« zu empfangen und dementsprechend unterschiedlich zu reagieren. Dieser Prozess ist oft unbewusst gesteuert und hängt sehr von ihrer Beziehung zu Silke Manz ab.

- **Inhaltsebene:** »Bitte hilf mir beim Lagern!« → »Okay, ich komme, sobald ich das Telefonat erledigt habe.«
- **Beziehungsebene:** »Ich frage Dich Julia, weil ich gern mit Dir zusammen arbeite.« → »Ja, ich komme.« (weil ich Dich auch mag).
- **Selbstkundgabe:** »Ich schaffe es nicht allein.« → »Wenn es unbedingt sein muss.«
- **Appellebene:** »Nun mach schon, ich will nicht ewig auf Dich warten.« → »Meinst Du etwa ich habe nichts anders zu tun, als Dir bei Deiner Arbeit zu helfen?«

1.7.1 Chaoskommunikation ist die Normalkommunikation

Der Sender einer Nachricht kann bei einem einfachen Satz seinen Schwerpunkt auf einen von vier Kommunikationsebenen legen. Der Empfänger dieser Nachricht kann jedoch eine ganz andere Ebene »heraushören«. Und selbst wenn beide auf dem »gleichen Kanal« senden und empfangen kann es noch zu Missverständnissen kommen. Dabei spielen die Beziehungsebene und der erlebte Selbstwert oft eine entscheidend Rolle.

Wenn Silke Manz z. B. Selbstwertzweifel plagen kann sie den Satz auf der Beziehungsebene ganz anders verstehen. Statt: »*Ich frage Dich Julia, weil ich gern mit Dir zusammen arbeite!*« kann sie hören: »*Ich frage Dich Julia, weil Du die einzige bist, die ich hier rumkommandieren kann. Alle anderen lassen sich nichts von mir sagen.*«.

Da wundert es nicht, wenn es im beruflichen Alltag zu Missverständnissen kommt.

1.7.2 Rückfragen sind professionell!

Eine sehr gute Methode gegen Missverständnisse sind Rückfragen. Statt sich auf die eigene Interpretation zu verlassen, kann ich meinen Gesprächspartner bitten, mir beim Verstehen seiner Nachricht behilflich zu sein. Rückfragen sind also kein Zeichen von Dummheit, sondern von kommunikativer Kompetenz (◘ Abb. 1.3)!

Mögliche Formulierungen dazu sind:

- »*Ich bin mir nicht sicher, ob ich Dich richtig verstanden habe. Willst Du damit sagen, dass…*«
- »*Kannst Du mir kurz erklären, was Du damit meinst, wenn Du sagst….*«
- »*Habe ich Dich richtig verstanden, dass…?*«
- »*Willst Du damit sagen, dass…?*«
- »Bitte erkläre mir doch mal, wie ich das genau verstehen soll.«

Fazit

- Der nonverbale Anteil überwiegt in der Bewertung von Kommunikation.
  - Die Gestaltung des Beziehungsprozesses ist oft noch wichtiger, als das Gespräch selbst. Deshalb muss das Personal im Gesundheitswesen bewusst die Verant-

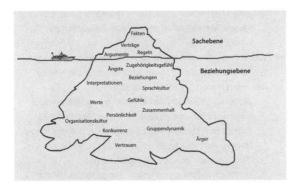

Abb. 1.3 Der Eisberg

wortung für die Beziehungsgestaltung übernehmen und darf diese auf keinen Fall ausblenden!

– Es ist professionell, wenn Personal sich die Bedeutung nichtsprachlicher Kommunikation bewusst machen. Z.B.: »*Was bedeutet es für mich und für den Patienten, wenn ich ein wichtiges Gespräch mit einem Patienten führe, während ich die Hand auf der Türklinke habe?*«.

■ Der eigene Selbstwert spielt in der Kommunikation eine große Rolle.

– Fühlen wir uns in unserem Selbstwert bedroht, reagieren wir oft mit Misstrauen, Angst oder entwickeln eine negative Erwartungshaltung.

■ Scheinbar oberflächliches Gerede von Patienten kann eine tiefere Bedeutung haben. Dieses gilt insbesondere für emotional herausfordernde Situationen (Angst, Schmerz, Unsicherheit).

– »Small talk« kann für Patienten durchaus heilsam sein, weil es an den gesunden Alltag anknüpft.

– Wenn Inhalte betont werden, obwohl anderes wichtiger scheint, kann es der Ablenkung dienen oder einen tieferen Grund haben (Thema: Scherzen über Angela Merkel auf dem Weg zum Behandlungsraum).

— Wenn Patienten das Personal verbal angreifen ist es selten wirklich persönlich gemeint. Oft sind es Versuche der Abwehr von Angst und Unsicherheit.
   – Wenn Personal sich von Patienten angegriffen oder ungerecht behandelt fühlt ist es wichtig die Situation zu reflektieren. Dazu gehört auch sich ehrlich zu fragen, welches der eigene Beitrag dazu war, dass das Gespräch sich soweit entwickelte.
— Unsere Wahrnehmung ist immer subjektiv und filtert viele Signale vorab aus.
   – Da es keine objektive Realität gibt, kann unser Gegenüber die gemeinsam erlebte Situation ganz anders wahrnehmen. Deshalb ist es wichtig, sich immer wieder mit Rückfragen zu versichern, ob ich meinen Gesprächspartner verstehe und ob mein Gegenüber mich versteht.
— Kommunikation ist ein hochkomplexer Prozess und kann leicht zu Missverständnissen führen.
   – Rückfragen sind ein geeignetes professionelles Mittel der Kommunikation.

Literatur

1. Alspach, G (2007) Critical Care Nurses as Coworkers: Are our interactions nice or nasty? Critical Care Nurse 27: 10–14
2. Bergner, T (2009) Burnout bei Ärzten. Arztsein zwischen Lebensaufgabe und Lebens-Aufgabe. Schattauer, Stuttgart
3. DePaulo B, Friedmann HS (1998) Nonverbal communication. In: Gilbert, DT; Fiske, ST; Lindzey G (eds) The handbook of social psychology. McGraw-Hill, Boston
4. Geißler C (2006) Warum emotionale Bindung wichtig ist. Harvard Business Manager 09: 8–10

5. Günther U (2003) Basics der Kommunikation. In Auhagen AE, Bierhoff HW (Hrsg) Angewandte Sozialpsychologie. Das Praxishandbuch. Beltz PVU, Weinheim

6. Händeler E (2005) Die Geschichte der Zukunft. Sozialverhalten heute und der Wohlstand von morgen. Kondratieffs Globalsicht. Brendow, Münster

7. Hasselborn HM, Müller BH (2007) Arbeitsbelastung und -beanspruchung bei Pflegepersonal in Europa. Ergebnisse der NEXT-Studie. Springer, Berlin

8. Petermann F, Wendt A, Rölver KM, Schidlmeier A, Hanke Ute (1996) TYP-I Diabetiker in Beruf und Alltag. Konzeption und Materialien zur Patientenschulung. Quintessenz Medizin, München

9. Satir V (2007) Selbstwert und Kommunikation. Familientherapie für Berater und zur Selbsthilfe. 18. Aufl. Klett-Cotta, Stuttgart

10. Satir V (2004) Kommunikation, Selbstwert, Kongruenz. Konzepte und Perspektiven familientherapeutischer Praxis. Junfermann, Paderborn

11. Veit A (2004) Professionelles Handeln als Mittel zur Bewältigung des Theorie-Praxis-Problems in der Krankenpflege. Huber, Bern

12. Weinert S, Grimm H (2008) Sprachentwicklung. In: Oerter R, Montada L (Hrsg) Entwicklungspsychologie. Beltz PVU, Weinheim

13. OA (2013) Nonverbale Kommunikation. Uni-Protokolle. http://www.http://www.uni-protokolle.de/Lexikon/K%F6rpersprache.html#Kommunikationskanäle_nonverbaler_Kommunikation. Zugegriffen: 17. Juni 2014

14. Rosenthal R, Hall J, DiMatteo R, Rogers P, Archer D (1979) Sensitivity to Nonverbal Communication. The PONS Test. Johns Hopkins University, Baltimore

Gespräche mit Patienten und deren Angehörigen

Renate Tewes

R. Tewes, *Einfach gesagt*,
DOI 10.1007/978-3-662-44360-6_2,
© Springer-Verlag Berlin Heidelberg 2014

> **Kommunikation ist eine wichtige Schlüsselqualifikation!**

Für die Mitarbeiter sämtlicher Berufsgruppen im Gesundheitswesen zählt die Kommunikation zu den Schlüsselqualifikationen. Die Kommunikation wird gar als Erfolgsfaktor in der Medizin bezeichnet [18]. So bildet die Kommunikation auch In therapeutischen Fachberufen eine entscheidende Grundlage für die Therapie.

2.1 Beziehungsarbeit ist professionelle Kommunikation

» Der zwischenmenschliche Raum sollte mehr sein als eine Abstellkammer. (Ernst Ferstl)

Die Beziehung zwischen den Gesprächspartnern wirkt sich entscheidend auf die Art und Weise aus, wie sie verbal miteinander umgehen. Deshalb gehört die sog. Beziehungsarbeit zur professionellen Kommunikation dazu und bildet die Grundlage einer jeden therapeutischen Tätigkeit. So bestimmt eine vertrauensvolle Beziehung zwischen

Therapeut und Klient/Patient maßgeblich den Behandlungserfolg.

Oft spielt die erste Begegnung eine wichtige Rolle beim Aufbau einer professionellen Arbeitsbeziehung (◘ Abb. 2.1).

■ **Fallbeispiel unprofessioneller Kommunikation**
Aller Anfang ist schwer…

Herr Schubert (48) wird nach einer Kreuzbandplastik zur Anschlussheilbehandlung in eine Rehaklinik überführt. Die Physiotherapeutin Irina Bloch holt Herrn Schubert aus seinem Stationszimmer zur ersten Behandlung ab. Sie steht unter Zeitdruck, da eine Kollegin sich heute krank gemeldet hat und sie einige Patienten übernehmen muss. Irina Bloch steuert auf den Stationspfleger Karl zu, der neben Herrn Schubert, welcher sich im Rollstuhl befindet, steht.

Irina Bloch: »*Na, Karl, was hasten Schönes für mich?*«.

Karl: »*Hi Irina. Is nix Wildes.*", er überreicht ihr die Unterlagen. »*Z.n. Kreuzbandplastik. Verdacht auf Infekion konnte nicht bestätigt werden. Ist vor drei Stunden gekommen. Sollt ihn euch wegen der immer noch starken Beweglichkeitseinschränkung ansehen.*«.

Irina Bloch: »*Gut, dann wollen wir mal!*« und wirft einen Blick auf Herrn Schubert und dann zu Karl, »*Tschüß Karl!*«.

Karl: »*Tschüß, Irina!*«.

Irina Bloch: (wendet sich Herrn Schubert zu) »*Ich bin Irina- ihre Physiotherapeutin. Guten Tag.*«.

Herr Schubert: »*Guten Tag.*«.

Irina Bloch: (schaut in die Unterlagen) »*So, Herr Schubert, ich nehme Sie jetzt mal mit in die Physiotherapieabteilung und dann sehen wir weiter.*«.

Herr Schubert: »*Hören Se mal. Das schaffen Se doch gar nicht alleene. Ich kann auch zu Fuß gehen und dann schieben wir den Rollstuhl zusammen.*«.

Irina Bloch: »*Nix da! Sie bleiben sitzen. Ich kriege das schon hin. Ist ja nicht der erste Rollstuhl, den ich schiebe.*«.

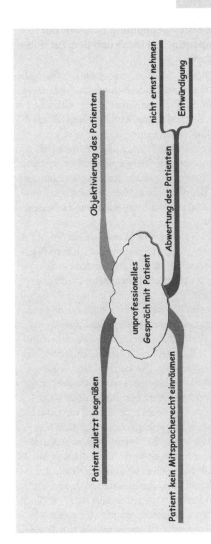

□ **Abb. 2.1** Mindmap: »Unprofessionelles Gespräch«

■ ■ **Analyse der ersten Begegnung zwischen der Physiotherapeutin Frau Bloch und dem Patienten Herrn Schubert**

Auf den ersten Blick ist dieses ein ganz normales Übergabegespräch, wie es täglich in Kliniken stattfinden mag. Bei genauerer Betrachtung ist dieses Gespräch an vielen Stellen unprofessionell. Als »schlechtes Beispiel« lässt sich aus dieser Kommunikation viel lernen:

▬ Die Aufmerksamkeit der Physiotherapeutin Irina Bloch gilt zunächst dem Stationspfleger. Das ist soweit okay. Da der Patient jedoch ansprechbar und munter ist, sollte die Begrüßung von Herrn Schubert mit einbezogen werden und nicht erst, nachdem Karl sich verabschiedet hat.

▬ Mit dem Satz »*Na, Karl, was hasten Schönes für mich!*« wird der Patient wie ein Objekt behandelt. Frau Bloch fragt nicht, »**wen** *Karl für sie hat*«, sondern »**was** *er für sie hat*«. Das ist der erste Schritt zur Entwürdigung eines Menschen.

▬ Die Reaktion von Karl verschärft die Abwertung von Herrn Schubert. »*Hi Irina. Is nix Wildes. Z.n. Kreuzbandplastik. Verdacht auf Infektion konnte nicht bestätigt werden....*« Karl stellt nicht Herrn Schubert vor, sondern seine Diagnose. Die Worte »*Is nix Wildes*« mag vielleicht zum Ziel haben Frau Bloch direkt und Herrn Schubert indirekt zu beruhigen, doch gleichzeitig können die Worte auch abwertend verstanden werden, im Sinne von »*Herr Schubert ist nicht der Rede wert*«. Wie wenig ihm Herr Schubert bedeutet, wird an der kurzen Übergabe deutlich, die ausschließlich an Frau Bloch gerichtet ist, sowie der Tatsache, dass Karl sich nicht von Herrn Schubert verabschiedet.

▬ Erst nachdem Karl gegangen ist wendet sich Frau Bloch ihrem Patienten zu und stellt sich mit »*Irene, ihre Physiotherapeutin*« vor. Einerseits beklagt sich die Berufsgruppe der Physiotherapeuten wegen des teilweise fehlenden Respekts, wie sie z.B. Ärzten entgegen gebracht wird und anderseits präsentiert sie sich vertraulich mit dem Vornamen. *Nomen est Omen* heißt es im Lateinischen. Damit ist gemeint, dass der Name eine Bedeutung hat und somit eine Wirkung.

Die Ansprache mit dem Vornamen wird von einigen Therapeuten als persönlicher und beziehungsnäher beschrieben, kann es jedoch zugleich erschweren, eine gesunde Distanz zum Patienten und anderen Gesundheitsberufen aufrecht zu erhalten. Eine Anrede mit »Frau und Nachname« hilft nicht nur auf dem Weg der Professionalisierung, sondern muss auch als Teil der Fachsprache verstanden werden.

- Letztlich kündigt Frau Bloch Herrn Schubert an, dass sie ihn nun mit in die Physiotherapieabteilung nehmen wird. Doch an dieser Stelle traut er der Physiotherapeutin scheinbar nicht zu, dass sie ihn mit dem Rollstuhl allein transportieren kann. Er will aufstehen und seinen Rollstuhl selbst schieben. Diese Reaktion kann verschiedene Gründe haben. Hier können wir nur Vermutungen anstellen:

  - Die Behandlung von Herrn Schubert als Objekt kann von ihm als Degradierung erlebt werden, bei dem seine Selbstbestimmung in Frage gestellt wird. Um dieses Ungleichgewicht auszubalancieren, bietet er seine Mithilfe an.
  - Allein die Tatsache, von einer Frau in einem Rollstuhl über die Klinikflure geschoben zu werden, kann das Gefühl der Hilflosigkeit aufkommen lassen, dem Herr Schubert versucht, entgegen zu wirken.
  - Das Nicht-Einbeziehen von Herrn Schubert in die Kommunikation löst bei ihm mindestens eine Verunsicherung aus und kann aber auch zur Angst führen.

▬ Die Reaktion von Frau Bloch auf das Angebot von
Herrn Schubert mit »*Nix, da! Sie bleiben sitzen…!*« ist
abweisend und dominierend. Sie gibt Herrn Schubert
keine Chance, seine Autonomie wieder herzustellen.
Er bleibt hier eindeutig der Unterlegene. Ein solches
Gefühl ist für Männer oft nicht leicht auszuhalten und
wird nicht selten entwürdigend erlebt.

2.1.1 Objektivierung von Patienten und therapeutisches Selbstbewusstsein: Ein gefährliches Zusammenspiel

In Anlehnung an die renommierte Pflegewissenschaftlerin
Jean Watson, die einen gefährlichen Zusammenhang zwischen der Objektivierung von Patienten und dem Selbstbewusstsein von Pflegefachkräften sieht, lassen sich ihre
Beobachtungen auch auf Angehörige anderer Gesundheitsfachberufe übertragen.

Im ersten Schritt wird der Patient als Objekt behandelt
und damit abgewertet. Durch die Abwertung des Patienten
erfolgt eine unbewusste Abwertung der eigenen Tätigkeit,
die ja auf den Patienten ausgerichtet ist. Durch die Abwertung der eigenen Tätigkeit wird letztlich auch die eigene
Person abgewertet, was dann schließlich zu einem Mangel
an Selbstbewusstsein führt [31]. Das geschieht in aller Regel
unbewusst.

Danach verfügen medizinische Fachkräfte, die ihre
Patienten respekt- und würdevoll behandeln, weniger über
Selbstwertprobleme als solche, die ihre Patienten zum Ob-
jekt machen.

2.1.2 Verunsicherung und Angst bei der Aufnahme: oft bagatellisiert

Die Aufnahme in ein Krankenhaus oder eine Klinik gehört bei den wenigsten Menschen zu einer Routine, geschweige denn zu einem freudigen Ereignis. Die ungewohnte Umgebung mit all ihren Geräuschen, Gerüchen und Fachvokabeln lösen nicht selten Verunsicherung beim Patienten aus. Die Symptome der Krankheit, die vielleicht mit Schmerzen oder einer unklaren Diagnose oder Prognose verbunden sind, können leicht Angst auslösen.

Allerdings werden Aussagen von Patienten, die auf diese Ängste hinweisen, oft überspielt, übersehen oder nicht ernst genommen. Im therapeutischen Alltag gibt es viele Beispiele für ein solch abwehrendes Verhalten. So kommt es nicht selten vor, dass bei der Befundaufnahme ein Patient gefragt wird, ob er z.B. seiner Körperpflege selbst nachkommen kann. Der Patient sagt darauf: »*Ja, bis jetzt noch. Ja, solange ihr mich noch nicht in der Mache gehabt habt.*«. Darauf lacht der Therapeut und fragt »*Was macht denn das Herz und der Kreislauf?*«.

Wenn Patienten Ängste äußern ist das Ablenken, Herunterspielen oder Überhören des Themas ein häufiger Mechanismus im Gesundheitswesen. Ein proaktiver und offener Umgang mit Patientenängsten ist eher selten. Ein wesentlicher Grund für die Unterbewertung von Ängsten liegt in der Überbewertung des Körperlichen im Gesundheitswesen. Psychischen Aspekten wird außerhalb von Psychiatrien zumeist weniger Bedeutung beigemessen. Deshalb werden Gesundheitsfachberufe in ihren Ausbildungen auch nicht systematisch auf den Umgang mit Angst vorbereitet. Obwohl diese Situationen im beruflichen Alltag häufig vorkommen, werden sie selten von Mitarbeitern der Gesundheitsfachberufe als eine Übungsmöglichkeit gesehen. Da wird eher erwartet, dass der Patient seine Ängste selbst in den Griff bekommt und das Personal nicht damit belästigt [20].

Ein professioneller Umgang mit Patientenängsten ist von Bedeutung, da ängstliche Menschen dazu neigen, Dinge misszuverstehen, was die weitere Kommunikation negativ beeinflusst. Außerdem wirkt Angst sowohl der Hoffnung als auch der Heilung entgegen, die ja das eigentliche Ziel einer Behandlung ist.

2.1.3   Erste Begegnung

» Es sind die Begegnungen mit Menschen die das Leben lebenswert machen. (Guy de Maupassant)

Die erste Begegnung zwischen Patient und Therapeut ist oft ein besonderer Moment für beide. Wie im folgenden Fallbeispiel sind Patienten zu Beginn ihrer Behandlung oft verunsichert. Insbesondere dann, wenn diese vielleicht auch noch mit einem Krankenhausaufenthalt verbunden ist und zudem die Einweisung überraschend kam. Doch auch für regulär aufgenommene Patienten und welche, die sich aufgrund einer ärztlichen Verordnung in einer ambulanten Therapieeinrichtung angemeldet haben, ist diese Situation mit Verunsicherungen verbunden: »*Was wird man an meinem Körper finden? Wie werde ich damit leben können? Wird man mich gut behandeln? Wird man mir überhaupt helfen können? Wie wird mein Therapeut sein? Habe ich alles mit, was ich brauche? Mit wem werde ich ggf. das Zimmer teilen?*«. So ist die erste Begegnung geprägt durch:

- Unsicherheit,
- unklare Erwartungshaltung,
- Kontaktaufnahme,
- Anrede und Vorstellung.

❯ Ein kleines Lächeln im Erstkontakt kann große therapeutische Wirkung haben!

- **Fallbeispiel einer professionellen Kommunikation**

Jedem Anfang liegt ein Zauber inne

Die 84jährige Frau Hansen wird mit einer Oberschenkelhalsfraktur von ihrem Nachbarn in ein Bremer Krankenhaus eingeliefert und dort noch am gleichen Tag operiert. Am nächsten Morgen betritt die zuständige Physiotherapeutin Sabrina Blohm das Zimmer von Frau Hansen, während ihr Nachbar gerade einen Kaffee trinken gegangen ist.

Sabrina Blohm: »*Moin, Moin*«, sie lächelt Frau Hansen an, »*wen ham wa denn da?*«.

Frau Hansen: »*Moin*«.

Sabrina Blohm: »*Ich heiße Sabrina Blohm und bin ihre Physiotherapeutin. Und Sie sind* (sieht in ihre Unterlagen)*, ah, Sie sind Frau Hansen, nech?*«.

Frau Hansen: »*Ja, stimmt* (mit aufgeregter Stimme)*, ich bin gestern früh vorm Haus hingefallen. Dabei wollte ich doch nur den Müll rausbringen. Aber es war so glatt und denn war's zu spät, nech.*«.

Sabrina Blohm: »*Oh, je, da ham se wohl gar nicht mit gerechnet, was?*«.

Frau Hansen (mit tränenunterdrückter Stimme): »*Un nächste Woche is Weihnachten. Da wollte ich doch zun Kinern.*«.

Sabrina Blohm: »*Na, da ham Se aber Glück, dass gestern noch operiert wurden. Und wir werden hier alles tun, dasse bald wieder auf die Beine kommen und Weihnachten bein Kinern sind, nech?*«.

Frau Hansen: »*Na, Ihr Wort in Gottes Gehör.*«.

Sabrina Blohm: »*Sie trauen mir wohl nicht, Frau Hansen?*«.

Frau Hansen: »*Doch, doch, aber man weiß es ja noch nicht.*«.

Sabrina Blohm: »*Sehen Sie, Frau Hansen, bei dieser Operation bleiben die Patienten üblicherweise 7–9 Tage bei uns. Und Heilig Abend ist genau in 9 Tagen. Warum sollten Sie also länger bei uns bleiben, als andere Patienten?*«.

Frau Hansen (irritiert aber erleichtert): »*Is das so?*«.

Sabrina Blohm (hebt zwei Finger in die Luft und grinst verschmitzt): »*Ich schwöre, Frau Hansen. Das is wirklich so.*«.

Frau Hansen (atmet erleichtert aus): »*Danke!*«.

■ ■ **Analyse des Gesprächs zwischen der Physiotherapeutin Sabrina Blohm und der Patientin Frau Hansen**

Auch wenn dieses Gespräch für Nichtbremer etwas befremdlich klingt, ist es doch insgesamt recht gelungen (◘ Abb. 2.2). So ist die Ansprache mit »*Moin, Moin!*« in Norddeutschland üblich, ähnlich dem »*Grüß Gott!*« in Bayern. Gerade für Menschen, die in Norddeutschland leben, ist das in der Regel vertrauenserweckend. Ebenso wie das Beenden eines Satzes mit »*nech*« einer Kurzform für ein um Bestätigung ersuchendes »*nicht wahr?*«. Die nonverbale Kontaktaufnahme von Frau Blohm (anlächeln der Patientin) mag routinierte Freundlichkeit sein, hat jedoch zumeist eine therapeutische Wirkung, die Sicherheit vermittelt. Und genau dieser Effekt ist im Erstkontakt erwünscht.

Im ersten Gespräch zwischen Gesundheitsmitarbeitern und Patienten werden häufig Informationen gesammelt. Die Ärzte und Therapeuten sprechen dabei von Anamnese, Pflegefachkräfte von Erstgespräch und Case-Manager von Assessment. Um an diese Informationen zu kommen ist es wichtig, Vertrauen und Sicherheit zu schaffen. Da für die Mitarbeiter einer Klinik oder anderen Therapieeinrichtungen diese Gespräche zur Routine gehören, machen sie sich oft nur wenig bewusst, wie sehr diese Infosammlung durch die Beziehungsebene beeinflusst wird.

In unserem Fallbeispiel traut sich Frau Hansen auch sofort, die Physiotherapeutin mit ihren Sorgen und Selbstvorwürfen zu belasten. Das kann als ein Zeichen von Vertrauen verstanden werden. Frau Blohm geht auf das Gesprächsangebot ein (»*Aber es war so glatt und denn war's zu spät, nech?*«), indem sie sagt: »*Oh, je, dam ham se wohl gar nicht*

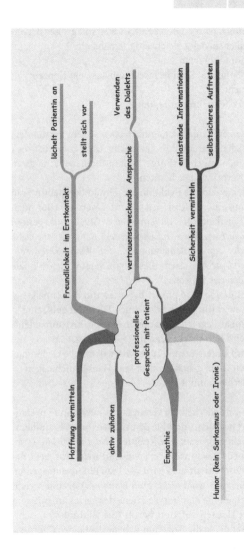

■ **Abb. 2.2** Mindmap: »Professionelles Gespräch«

mit gerechnet, was?«. Dieser Satz ist hier von großer Bedeutung, weil er so vieles gleichzeitig signalisiert:

- Ich höre Ihnen zu.
- Der Unfall hat Sie überrascht und aus dem Konzept gebracht.
- Ich verstehe Ihre Aufregung.

Mit diesem Satz fühlt sich Frau Hansen so sehr verstanden, dass sie sich nun traut, ihre eigentliche Angst zum Ausdruck zu bringen, nämlich die Sorge, Weihnachten nicht mit ihren Kindern verbringen zu können.

Auch die nächste Reaktion der Physiotherapeutin Frau Blohm muss als professionell bewertet werden. Hier noch mal der Wortlaut: *»Na, da ham se aber Glück, dasse gestern noch operiert wurden. Und wir werden hier alles tun, dasse bald wieder auf die Beine kommen und Weihnachten bein Kinern sind, nech?«*. Auch dieser Satz vereint viele Signale und Ebenen des Wissens:

- Die Situation wird positiv bewertet und die schnelle Operation mit Glück bezeichnet. Diese Technik, eine scheinbar negative Situation in eine positive umzudeuten wird **Reframing** genannt (▶ Abschn. 2.1.5).
- Es wird Unterstützung zugesichert, damit die Genesung schnell voran geht. Damit ist Frau Hansen nicht allein, sondern bekommt Hilfe.

Doch die Unsicherheit der Gesamtsituation ist für Frau Hansen derart belastend, dass Sie den Worten ihrer Physiotherapeutin nicht ganz traut. Die Reaktion *»Na, Ihr Wort in Gottes Gehör!«* bedeutet so viel wie: *»Nur Gott weiß, was passieren wird.«*. Dieses Misstrauen wird von Frau Blohm aufgegriffen (*»Sie trauen mir wohl nicht, Frau Hansen?«*). Damit spricht sie zum einen die emotionale Ebene des Satzes an, mit dem sich Frau Hansen auf Gott beruft (Sie sind misstrauisch.) und zum anderen die Beziehungsebene der beiden (Sie misstrauen mir.«). Diesem Misstrauen begegnet sie dann professionell mit Fachinformationen zur üblichen Aufenthaltsdauer bei diesem Eingriff. Mit dem abschließenden »*Warum sollten Sie also länger bei uns bleiben, als andere Patienten?*« unterstreicht sie die Regelhaftigkeit dieser Behandlung und vermittelt zusätzlich Sicherheit. Hier sind es Fachwissen und Erfahrung, welche die Grundlage für den Optimismus bieten, dass Frau Hansen Weihnachten mit ihren Kindern verbringen kann. Damit vermittelt Frau Blohm **Hoffnung,** was eine wesentliche Qualität von Mitarbeitern im Gesundheitswesen ist.

Mit der Geste des »Schwörens« (zwei Finger in die Luft) und dem verschmitzten Lächeln wechselt Frau Blohm nun auf eine humorvolle Ebene. Wenn genug Vertrauen aufgebaut ist, wird der humorvolle Umgang oft als Erleichterung oder Entlastung erlebt.

❯ Das gilt nicht für schwarzen Humor oder Sarkasmus!

In der Gesprächsführung muss der Einsatz von wirksamen **Humor als große Kunst** verstanden werden. Der tragische Umstand eines Unfalls und die bevorstehende Operation machen Ängste verständlich. Auch die Sorge, Weihnachten nicht zu den Kindern zu können, kann hier eine symbolische Bedeutung haben, nämlich das Alleinsein (ohne ihre Kinder) im Krankenhaus. Wer die Kunst des Humors beherrscht, hat damit gegen diese »emotionale Schwere« ein wirksames Instrument [4].

2.1.4 Beziehung zum Patienten

Da die Beziehungsebene in der Kommunikation einen entscheidenden Einfluss auf das Gespräch hat, ist es wichtig, die Beziehung zum Patienten bewusst zu gestalten. Aus dem ersten »unprofessionellen« Beispiel mit der Therapeutin

Frau Bloch und ihrem Patienten Herrn Schubert können wir lernen, was beim Erstkontakt alles falsch gemacht werden kann und somit den Beziehungsaufbau erschwert. Besser gelungen ist der Beziehungsaufbau im zweiten Fallbeispiel mit der Physiotherapeutin Frau Blohm und ihrer Patientin Frau Hansen.

Eine professionelle Beziehung zum Patienten hat therapeutischen Charakter [22]. Professionell bedeutet ein Engagement, das sich auf einem Kontinuum zwischen »überinvolviert« und »kontaktlos« genau in der Mitte befindet [2].

Damit Mitarbeiter aus Gesundheitsfachberufen eine Beziehung zum Patienten eingehen, sind bestimmte Voraussetzungen erforderlich, wie:

- Bewusstsein über die Bedeutsamkeit der Beziehung zum Patienten als Basis für den Versorgungs- und Heilungsprozess.
- Beziehungsaufbau zum Patienten als essenziellen Teil der beruflichen Arbeit verstehen.
- Selbstwahrnehmung der eigenen Person mit ihren Fähigkeiten, Gefühlen, Kenntnissen, Bedürfnissen und Verantwortlichkeiten.
- Fähigkeit zur Empathie.
- Fähigkeit, professionelle Grenzen zu setzen, die ein Überengagement oder Burnout verhindern.
- Fähigkeit, im Kontakt mit dem Patienten wirklich präsent zu sein.
- Fähigkeit, die Persönlichkeit des Patienten einzuschätzen.

2.1.5 Reframing

Reframing kommt aus dem Englischen und bedeutet, etwas einen neuen Rahmen geben. Damit ist gemeint, dass wir aus bestimmten Ereignissen oder Situationen Dinge ableiten, die

◻ Tab. 2.1 Reframing

Methode	Beispiel
Situation	Drei Tage vor der praktischen Führerscheinprüfung bekommt Jürgen S. eine Erkältung.
Erwartete Konsequenz	*»Oh Schreck, dann werde ich mich bei der Prüfung nicht konzentrieren können und durchfallen!«*
Reframing	Gut, dass die Erkältung mich heute erwischt und nicht in 3 Tagen, da habe ich noch etwas Zeit mich zu erholen. Hatte einfach zu viel um die Ohren und nun Gottseidank Zeit, auszuschlafen und mich in Ruhe auf die Prüfung vorzubereiten. Ich sehe die Erkältung als ein Zeichen, dass ich mich in letzter Zeit übernommen habe und mir nun alles zu viel wird. Jetzt wird mir bewusst, dass ich noch etwas Zeit brauche, um mich auf die Führerscheinprüfung vorzubereiten. Werde den Prüfungstermin verschieben und sie dann in vier Wochen ganz gelassen und ohne den jetzigen Druck angehen.

mit unangenehmen Gefühlen verbunden sind. Eine Situation ist, wie sie ist und soll nicht geleugnet werden. Die Folgen, die sich aus der Situation ergeben, können vielfältig sein. Wenn Menschen negativ auf eine Konsequenz ausgerichtet sind, kann sie das viel Kraft kostet. Dann ist das Reframing eine gute Methode, energiefressende Glaubenssätze zu verändern (◻ Tab. 2.1).

Die Methode des Reframing basiert auf der Tatsache, dass sich aus einer Situation immer viele Möglichkeiten ergeben, der betroffene Mensch jedoch nur eine einzige Option sieht. Eine gute Ausgangsbasis ist die Frage, was bestenfalls passieren kann – statt am schlimmstenfalls festzuhalten. Reframing ist eine einfache Technik mit hoher Wirkung. Mit ein bisschen Übung kann diese Methode jeder lernen, der sich nicht explizit dem Pessimismus verschrieben hat.

> **Praxistipp**
>
> - Lesen Sie doch eins der folgenden »Übungsbücher« zum Reframing:
>   - Feustel B, Komarek I (2006) NLP-Trainingsprogramm. Südwest, München
>   - Heinze R, Vohmann-Heinze S (2001) NLP. Mehr Erfolg, Gesundheit, Lebensfreude. Gräfe & Unzer, München
>   - Dilts R (2006) Die Veränderung von Glaubenssystemen. NLP-Glaubensarbeit. Junfermann, Paderborn

2.1.6 Das Konzept Hoffnung

» Hoffnung ist nicht die Überzeugung, dass etwas gut ausgeht, sondern die Gewissheit, dass etwas Sinn hat, egal wie es ausgeht. (Vaclav Havel)

In Bezug auf das körperliche und seelische Wohlbefinden spielt Hoffnung eine große Rolle. Auch im Genesungsprozess ist Hoffnung wichtig. So ist sie eine entscheidende Voraussetzung für den Copingprozess bei herausfordernden Krankheiten, wie z. B. Krebs. Deshalb ist die Vermittlung von Hoffnung im Gesundheitswesen von zentraler Bedeutung.

Hoffnung ist ein Prozess, der Gedanken, Gefühle, Verhalten und Beziehungen einbezieht. Sie ist an eine positive Erwartungshaltung geknüpft, die für den betroffenen Menschen Sinn macht [23]

Hoffnung wird als ein gutes Konzept gegen Stress verstanden. Der Umgang mit einer Krankheit ist für viele Menschen mit Stress verbunden.

> Das Vermitteln von Hoffnung ist eine hohe Kunst professioneller Kommunikation im Gesundheitswesen.

Was können Sie tun, damit Ihre Patienten Hoffnung entwickeln?
- Seien Sie präsent, wenn Sie mit dem Patienten zusammen sind (d.h. nicht nur körperlich anwesend, sondern auch gedanklich und emotional ganz dabei). Präsenz wirkt sich positiv auf das Zeiterleben aus, d.h. präsente Momente werden zeitlich länger wahrgenommen.
- Bauen Sie eine ehrliche und respektvolle Beziehung zum Patienten auf.
- Formulieren Sie erreichbare Erwartungen.
- Beziehen Sie Angehörige mit ein, die dem Patienten etwas bedeuten.
- Helfen Sie bei der Bewältigung von Verlustgefühlen (evtl. Vermittlung zu professioneller Trauerarbeit).
- Geben Sie »Hilfe zur Selbsthilfe«, um die Autonomie zu stärken.
- Heben Sie die Energie an, z.B. durch positives Denken oder Humor.
- Finden Sie heraus, was dem Patienten wirklich wichtig ist – Sinn als Ressource.

> — Explorieren Sie »spirituelle« Zugänge des Patienten
>   – Glaube als Ressource.
>
> (In Anlehnung an [32])

Selbst bei Patienten mit terminalen Erkrankungen spielt Hoffnung eine wichtige Rolle. Hier geht es v. a. darum, die verbleibende Lebenszeit sinnvoll und selbstbestimmt mit den Menschen zu verbringen, die einem am Herzen liegen [16].

Hoffnungslosigkeit dagegen, wird bei terminalen Patienten gefördert durch Isolierung, aktuelle Verluste von geliebten Menschen und schlechter Symptomkontrolle, wie z. B. Nebenwirkungen medikamentöser Behandlung [12].

Nicht immer steht bei der Hoffnung die Aussicht auf Heilung im Mittelpunkt. Oftmals geht es um die Bewältigung von Angst oder Sorge, der Fähigkeit zum Loslassen oder Verzeihen sowie dem Erreichen von Wohlbefinden. Menschen mit der Fähigkeit, zunächst die Chancen erkennen zu können, statt in der Problemschau verhangen zu bleiben, fällt es oft leichter, Hoffnung zu vermitteln.

❯ Übrigens lässt sich die Fähigkeit zum positiven Denken lernen. Verschiedene Trainings aus dem Bereich des NLP (neurolinguistisches Programmieren) eignen sich hierzu hervorragend und werden mittlerweile fast an jeder Volkshochschule angeboten (▶ Literatur hierzu im Praxistipp ▶ Abschn. 2.1.5).

2.2 Anamnese – Assessment – Befundaufnahme

Bei der medizinischen **Anamnese** wird die Krankheitsgeschichte erhoben, sowie ihre Vorgeschichte in Bezug auf die aktuellen Beschwerden. Dabei werden möglichst objektive Symptome gesammelt, um daraus Syndrome und diagnostische Klassifikationen abzuleiten. Die ermittelte Diagnose bestimmt dann die weitere Behandlung.

Die Anamnese setzt sich aus folgenden Bestandteilen zusammen [11]:

- Eröffnungsfrage,
- aktuelle und vergangene Probleme,
- Erwartungen des Patienten,
- weiteres Vorgehen.

Beim **Assessment** im Case-Management geht es darum, die Bedürfnisse und Ressourcen des Klienten herauszufinden und eine erste Klärung vorzunehmen, wer zu dieser Bedürfnisbefriedigung beitragen kann. Es wird also ermittelt, was der Klient, bzw. sein soziales Netzwerk übernehmen kann und für welche Aspekte institutionelle Hilfen erforderlich sind [28]. Die gesammelten Informationen dienen der Erstellung eines Hilfeplans. Die wesentlichen Bestandteile des Assessments sind:

- Analyse der Situation (Bedürfnisse und Ressourcen),
- erste Einschätzung (Hypothesenbildung),
- Besprechung des weiteren Vorgehens (Vertragsklärung).

Bei der therapeutischen **Befundaufnahme** besteht das Ziel in der Sammlung therapierelevanter Informationen sowie dem Aufbau einer Beziehung zum Patienten. Eine fundierte Befunderhebung bildet die Voraussetzung für eine sinnvolle und erfolgreiche Therapie. Daher ist ein zielgerichtetes Vorgehen hier von großer Bedeutung. Zu den Inhalten gehört

eine ausführliche Anamnese mit Herausstellen der Haupt-
problematik des Patienten. Es sollen gemeinsam mit dem
Patienten Behandlungsziele definiert, und ein individueller
Behandlungsplan erstellt werden.

Eine vollständige Anamnese sollte deutlich herausstellen:
- Was das Problem des Patienten ist (Hauptproblem),
- wo es ist (Körpertabelle),
- wann es auftritt (Verhalten der Symptome),
- warum es aufgetreten ist (Geschichte) und
- wovor Vorsicht geraten ist. (Spezielle Fragen).

Sie macht auf die Risiken aufmerksam und dokumentiert
diese eindeutig und
- spricht alle Lebensbereiche des Patienten an.

■■ Aufmerksamkeit auf Risiken richten
Unabhängig von der Form des Assessments besteht die zentrale Aufgabe darin, die Risiken bei der Therapie durch verschiedene differentialdiagnostische Tests (Screening) zu
erkennen und auf die spezifischen Bedürfnisse des Patienten
aufmerksam zu machen. Es ist wichtig, die Patienten mit
besonderen Problemen, die vorab einer ärztlichen Abklärung bedürfen zu erkennen (yellow und red flags), um Be-
handlungsfehler zu vermeiden (z.B. bei Krebserkrankungen,
Aneurysmen, Polyneuropathie oder Kardiovaskuläre Erkrankungen).

Mit den gewonnenen Daten der Befunderhebung wird
ein Therapieplanplan erstellt, um die gesamte Therapie individuell zu strukturieren und zu dokumentieren.

2.2.1 Das erste Gespräch

Je nach Krankheit, Symptomatik oder Versorgungsbedarf gibt
es unterschiedliche **Assessmentinstrumente** zur Feindiag-

nostik. So finden z. B. in der Demenzdiagnostik Verfahren wie der »Mini-Mental-Status-Test« oder das »Cohen-Mansfield Agitation Inventory« ihren Einsatz. In der Schmerztherapie werden unterschiedliche Schmerzskalen verwendet und zur Ermittlung von Schmerzursachen werden bestimmte Screening-Test durchgeführt. Doch kein Fragebogen der Welt ersetzt die Fähigkeit die richtigen Fragen zum richtigen Zeitpunkt zu stellen.

■ Fallbeispiel einer unprofessionellen Anamnese Ein Gespräch »unter Jungs«

Herr Dr. Anders (29) ist Stationsarzt in der Urologie. Der Patient Herr Franke (62) kommt von der Ambulanz des Hauses auf seine Station mit Verdacht auf Niereninsuffizienz. Es ist sein erster Krankenhausaufenthalt. Herr Franke ist etwa zwei Stunden auf der Station und teilt sich sein Zimmer mit zwei anderen Patienten als Dr. Anders in das Zimmer kommt. Das Gespräch wird vom anwesenden Ergotherapeuten, der gerade bei einem anderen Patienten ist, beobachtet und anschließend aufgezeichnet. Hier ein Auszug aus dem dann stattfindenden Anamnesegespräch:

Dr. Anders: »*Ich bin Dr. Anders. Herr Franke, wann fingen denn die Beschwerden an?*«.

Herr Franke: »*Also, dass man nachts mal raus muss, ist ja normal. Aber jetzt muss ich fast jede Stunde zur Toilette. Und die Müdigkeit ist immer schlimmer geworden. In letzter Zeit habe ich auch keinen Hunger mehr, weil mir so oft schlecht ist.*«.

Dr. Anders: »*Geben Sie mir mal ihren Arm!*«, dann schiebt er Herrn Franke den Hemdärmel hoch und misst ihm den Blutdruck. »*Kein Wunder, Ihr Blutdruck ist viel zu hoch!*«.

Herr Franke: »*Wie hoch isser denn?*«

Dr. Anders: »*Ich muss Sie jetzt mal untersuchen. Machen Sie sich mal frei und legen sich auf's Bett.*«

Herr Franke sieht sich verschämt um: »*Ich soll mich hier ausziehen?*«

Dr. Anders: »*Wir sind hier unter Jungs, da wird Ihnen schon keiner was weggucken!*«

Die beiden Mitpatienten grinsen. Der Ergotherapeut nickt aufmunternd.

Dr. Anders palpiert Bauch, Blase und Nierengegend: »*Tut's irgendwo weh?*«

Herr Franke: »*Naja, angenehm is was anderes. Wie lange muss ich denn hier bleiben, Herr Doktor?*«

Dr. Anders: »*Was für Medikamente nehmen Sie denn?*«

Herr Franke: »*Eigentlich keine.*«

Dr. Anders: »*Wieso eigentlich?*«

Herr Franke: »*Naja, mal was gegen Kopfschmerzen, wenn ich wieder Stress im Büro habe.*«

Dr. Anders: »*Und wie oft haben Sie Kopfschmerzen?*«

Herr Franke: »*Oft. Ich mache das Büro jetzt seit 15 Jahren allein. Meinem Kollegen ham se gekündigt, damals. Und die Arbeit ist nicht weniger geworden. Ganz im Gegenteil.*«

Dr. Anders: »*Also nehmen Sie regelmäßig Schmerzmittel! Mehr als einmal die Woche?*«

Herr Franke: »*Na, so zwei bis dreimal die Woche kommt schon hin. Früher habe ich nur Paracetamol und Ibuprofen genommen. Doch damit komme ich jetzt nicht mehr hin. Heute nehme ich eher Novalgin.*«

Dr. Anders: »*Und das seit 15 Jahren?*«

Herr Franke: »*So ungefähr.*«

Dr. Anders: »*Kein Wunder, wenn sich die Nieren irgendwann bedanken. Und wie sieht's aus mit Alkohol?*«

■■ Analyse des Anamnesegesprächs

Da sich aus Fehlern bekanntlich viel lernen lässt, eröffnen sich uns mit diesem Anamnesegespräch einige Lernchancen (◘ Abb. 2.3).

— Der gewählte Rahmen, für das Gespräch – auch Setting genannt – ist denkbar ungünstig. Mit drei weiteren Zuhörern (zwei Mitpatienten und ein Ergotherapeut)

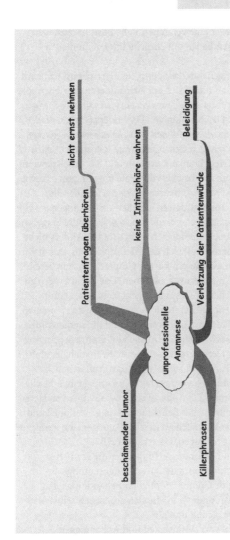

Abb. 2.3 Mindmap: »Unprofessionelle Visite«

ist es schwer eine vertrauensvolle Basis herzustellen, die notwendig ist, um ehrliche Informationen zu erhalten.

▬ Wie unangenehm das Setting für Herrn Franke ist wird deutlich, als dieser sich vor allen anderen ausziehen soll. Unsicher fragt er noch mal nach: »*Ich soll mich hier ausziehen?*«. Die Reaktion von Dr. Anders (»*Wir sind hier unter Jungs, da wird Ihnen schon keiner was weggucken.*«) mag scherzhaft gewesen sein, trägt jedoch nicht dazu bei, dass Herr Franke Vertrauen und Sicherheit gewinnt.

▬ Dr. Anders verunsichert den Patienten, indem er nicht auf seine Fragen antwortet (»*Wie hoch ist der Blutdruck?*«) und stattdessen lediglich Anweisungen ausgibt »*Ich muss Sie jetzt mal untersuchen?*«. Auf die Frage, wie lange er noch hier bleiben muss geht Dr. Anders nicht ein, sondern fragt nach den Medikamenten. Damit wird der Patient in diesem kurzen Gesprächsauszug bereits zwei Mal nicht ernst genommen. Das Recht Fragen zu stellen, scheint hier nur der Arzt zu haben. Damit wird eine ungleiche Hierarchie aufgebaut, die den Patienten zum Befehlsempfänger machen und ihn herabwürdigen. Dieses Vorgehen wird auch **Killerphrase** genannt.

▬ Da es für Herrn Franke seine erste Krankenhauserfahrung als Patient ist, können wir davon ausgehen, dass ihn die Situation verunsichert. Das wenig empathische Verhalten von Dr. Anders verletzt die Würde von Herrn Franke. Ein solches Benehmen ist unprofessionell und provoziert Verhaltensweisen bei Patienten, die wenig zur Genesung beitragen. Dazu zählen z. B.:

  ▬ Ängstliche Unterwerfung unter die ärztlichen Anordnungen statt aktiver Mitgestaltung,
  ▬ fehlende Compliance in den Behandlungsplan,
  ▬ passive Aggression, die sich gegen sich selbst oder andere richtet und ein
  ▬ Gefühl von Hilflosigkeit und Abhängigkeit.

━ Die voreilige Unterstellung von Dr. Anders, dass sich Herrn Frankes Nieren für den Medikamentenkonsum bedanken spricht für den Tunnelblick des Mediziners. Auf die mehrfache Erklärung von Herrn Funke über seinen stressigen Beruf geht der Arzt mit keiner Silbe ein. Damit blendet er größere Zusammenhänge aus und reduziert den Patienten auf ein Ursache-Wirkungs-Prinzip, welches ihm bekannt ist.

2.2.2 Die Würde des Patienten ist unantastbar

» Niemand ist so arm, dass er nicht wohltätig sein könnte, keiner in so niedriger Stellung, dass es ihm nicht möglich wäre Würde zu zeigen. (Paolo Mantegazza; 1831–1910)

Was die Patientenwürde ausmacht ist eine Frage des Blickwinkels. In einem Punkt sind sich allerdings Therapeuten, Pflegefachkräfte, Mediziner und Patienten einig, nämlich das die Einhaltung der Privatsphäre ein zentraler Bestandteil der Patientenwürde ausmacht. Während Therapeuten eher die Fürsprache und das Zeitnehmen betonen, rücken Mediziner die Vertraulichkeit in den Mittelpunkt ihrer Betrachtung [33]. Patienten ist für den Erhalt ihre Würde notwendig, dass sie eine Wahl haben und Selbstkontrolle ausüben können. Auch Humor und Sachlichkeit können dabei für Patienten bedeutsam sein [30].

Dennoch erleben immer wieder Patienten, wie ihre Würde im Gesundheitswesen verletzt wird. Interessanterweise scheinen sich hospitalisierte Patienten nach einiger Zeit daran zu gewöhnen, sodass ihnen die erfahrenen Bedingungen weniger würdelos erscheinen [19].

Nora Jacobson [15] findet eine ganze Reihe von Verhaltensweisen, welche die Würde des Patienten verletzen. Hierzu zählen: Grobheit, Gleichgültigkeit, Herablassung, Abweisung, Nichtbeachtung, Abhängigkeit, Einmischung, Objektivierung des Patienten, Labeling, Verachtung, Diskriminierung, Abscheu, Deprivation, Angreifen. Bedingungen, die ein solches Verhalten unterstützen liegen z.T. im System, wie z. B.

— die Asymmetrie der Beziehungen,
— der Behandlungsablauf an sich, der mit vielen Spannungen einhergeht (z.B. denen zwischen Bedürfnissen und Ressourcen)
— sowie die Einbettung des Gesundheitswesens in ein System sozialer Ungleichheit [15].

In einer Untersuchung mit über 6.700 Patienten konnte nachgewiesen werden [3], dass Patienten wesentlich zufriedener mit ihrer Versorgung sind, wenn sie mit Würde behandelt und in die Entscheidungen mit einbezogen werden, was sich positiv auf ihre Compliance auswirkt.

Mediziner verletzten oft die Würde von Patienten aus Zeitgründen oder weil ihnen die Erfahrung fehlt. Obwohl Menschlichkeit, Respekt und Nettigkeit zentrale Werte in der Medizin sind, werden diese oft als besondere Annehmlichkeiten gesehen, die nur dann zum Einsatz kommen, wenn genug Zeit bleibt oder die Umstände dieses erlauben [6]. Um dem entgegen zu wirken, wurde ein Modell, mit dem die Würde in der medizinischen Behandlung erhalten bleibt, entwickelt. Die 4 Konzepte dieses Modells bestechen mit ihrer Klarheit und sind auf alle Gesundheitsfachberufe übertragbar [6]:

— A = attitude, Einstellung,
— B = behaviour, Verhalten,
— C = compassion, Mitgefühl,
— D = dialogue, Dialog.

Mit der ehrlichen Reflexion dieser 4 Komponenten lässt sich leicht überprüfen, ob wir den Patienten würdevoll behandeln. Zunächst gilt es, sich die Einstellung zum Patienten bewusst zu machen, also zu überprüfen ob ggf. Vorurteile eine Rolle spielen. Erst dann lässt sich das Verhalten ändern.

Auf der Verhaltensebene bedeutet würdevoller Umgang z.B., dass der Patient um Erlaubnis gefragt wird, bevor ein Eingriff oder eine Behandlung erfolgt, dass eine Sprache gesprochen wird, die vom Patienten verstanden wird und ihm generell respektvoll begegnet wird.

> **Durch Mitgefühl zeigen wir dem Patienten, dass er mehr ist als Krankheit und Leiden. Hierzu zählen auch das Eingehen auf Schmerz und Unwohlsein.**

Der gemeinsame Dialog wirkt einer distanzierten Anordnung entgegen und verstärkt den würdevollen Umgang mit Patienten. Für die palliative Versorgung wurde gemeinsam mit verschiedenen Berufsgruppen im Gesundheitswesen eine spezielle Methode des würdevollen Umgangs entwickelt [6]. Hier werden besondere Werte, Überzeugungen und Wünsche von Patienten, die ihnen wichtig sind aufgeschrieben und nach dem Tod der Patienten an deren Angehörige weitergegeben. So kann die Erinnerung an diesen einmaligen Menschen bewahrt werden.

Killerphrase

» Manche Dinge sind so ernst, dass man nur über sie scherzen kann. (Werner Heisenberg)

Killerphrasen sind Sätze mit denen die Aussagen des Gegenübers abgewehrt, herabgesetzt oder abgelehnt werden. Sie zielen häufig auf die Person und nicht auf die Sache ab und sind in der Gesprächsführung wenig konstruktiv, denn sie blockieren neue Ideen. Ein Klassiker der Killerphrase im Gesundheitswesen ist der Ausspruch: »*Das haben wir schon immer so gemacht!*«. Obwohl der Satz keinerlei Erklärung bietet, warum etwas schon immer so gemacht wurde, drückt er dennoch aus: »*Wir wollen das auch weiter so machen!*«.

Mit einer Killerphrase soll das Gegenüber ausgebremst werden. Häufig werden dazu einfach Behauptungen in den Raum gestellt. Dazu gibt es eine Reihe von Techniken, wie der Kommunikationsberater Marcus Knill aufzeigt [8]:

- Bewerten: »*Das geht sowieso nicht.*«.
- Behauptungen aufstellen: »*Für so etwas haben wir keine Zeit.*«.
- Vorwürfe machen: »*Um das beurteilen zu können, fehlt Ihnen das Fachwissen.*«.
- Nicht ernst nehmen, ironisieren oder verspotten: »*Wenn das ginge, hätte es längst schon einer gemacht.*«.
- Warnen und Drohen: »*Auch Sie werden sich der Tatsache nicht verschließen können, dass....*«.
- Überreden: »*Das ist grundsätzlich richtig, aber bei uns nicht anwendbar.*«.
- Herunterspielen: (*Wie doch jeder weiß...*«.
- Von sich reden: »*Nachdem ich mich intensiv mit dem Thema beschäftigt habe, bleibt mir nichts anderes als vorzuschlagen, dass...*«)

Es ist gut sich auf Killerphrasen vorzubereiten, insbesondere auf »die Klassiker Ihrer Organisation«. Da eine Killerphrase immer ein Angriff ist kann ein Gegenangriff angemessen sein, wenn Sie selbst schlagfertig genug sind. Allerdings muss einem klar sein, dass man sich damit auf das gleiche Niveau begibt. Gleichzeitig läuft man Gefahr, sich Feinde statt Freunde zu schaffen. Und um Veränderungen zu initieren, benötigt man eben Freunde, die mit einem an einem Strang ziehen. Deshalb ist bei der Reaktion auf eine Killerphrase immer auch der Ton entscheidend.

Auf den Klassiker »das haben wir schon immer so gemacht«, gibt es ganz unterschiedliche Antwortmöglichkeiten, die natürlich auch zu der Person passen muss, die antwortet, z.B.:

— *»Na, dann wird es aber Zeit, dass sich das mal ändert!«*, Gegenangriff.
— *»Und wer sagt Ihnen, dass es bisher richtig war?«*, Gegenfrage.
— *»Bisher hat das ja auch ausgereicht, doch die derzeitigen Veränderungen im Gesundheitswesen stellen andere Ansprüche an uns. Deshalb müssen wir unser bisheriges Verhalten neu überdenken und ggf. verbessern.«*, Überzeugen.
— *»Das ist ja ein starkes Argument und überzeugt mich sofort!«*, Ironisieren, Versuch von Humor – Achtung: hierbei muss der Ton genau getroffen werden und sollte unbedingt humorvoll bleiben, ansonsten verkehrt sich die Ironie schnell in eine Beleidigung.

Praxistipp

Zum Thema Killerphrasen gibt es mittlerweile eine ganze Reihe an Literatur. Hier ein Buchtipp:
— Cicero A, Kundera J (2007) Clevere Antworten auf dumme Sprüche. Killerphrasen kunstvoll kontern. Junferman, Paderborn

---

■ **Fallbeispiel einer professionellen Anamnese**
Ein Gespräch von Frau zu Frau

Andrea Rothe (40) ist Ergotherapeutin und führt mit der neuen Patientin Frau Lärchner (52) das Anamnesegespräch im separaten Behandlungsraum der Ergotherapieabteilung. Andrea Rothe: *» Guten Tag Frau Lärchner, mein Name ist Andrea Rothe. Ich bin Ergotherapeutin und auf dieser Station für Sie zuständig.«*, sie gibt Frau Lärchner die Hand.

Frau Lärchner: »*Guten Tag.*«

Andrea Rothe: »*Frau Lärchner, ich möchte gern das Aufnahme-gespräch mit Ihnen führen, dafür haben wir etwa eine halbe Stunde Zeit. Einverstanden?*«

Frau Lärchner: »*Ja, heute hat mir zwar schon ein Arzt Fragen gestellt. Aber der hatte nicht viel Zeit. Die Schmerzen* hören einfach nicht auf.«

Andrea Rothe: »*Den Unterlagen entnehme ich, dass Sie vor 2 Tagen am Karpaltunnel operiert worden sind und noch immer starke Schmerzen haben. Können Sie mir mal erzählen, wie sich die Schmerzen im letzten Jahr entwickelt haben? Hat sich da was verändert an dem Auftreten oder der Intensität?*«

Frau Lärchner: »Ähm, naja, also ich schätze mal, dass ich so seit ungefähr eineinhalb Jahren *immer mal wieder Schmerzen oder eingeschlafene Hände besonders nachts hatte. Aber das war mal mehr, mal weniger. Ich habe das gar nicht so gemerkt, weil ich mich vor 2 Jahren selbständig gemacht habe und den Kopf so voll mit anderen Dingen habe.*«

Andrea Rothe: »*Womit haben Sie sich denn selbständig gemacht?*«

Frau Lärchner: »*Ich habe einen Cateringservice. Liefere das Essen, verleihe das Geschirr und sorge auch für Personal, wenn es gewünscht ist. Außerdem beschäftige ich den besten Koch der Stadt. Und das spricht sich natürlich rum.*«

Andrea Rothe: »*Sie reden so begeistert. Das scheint Ihnen ja richtig Spaß zu machen.*«

Frau Lärchner strahlt: »*Das können Sie laut sagen. Endlich bestimme ich selbst, was ich mache. Mein letzter Chef war näm-lich alles andere als kompetent, wenn es um Mitarbeiterführung ging. Und über Aufträge kann ich mich auch nicht beklagen. Ich habe ein großes Netzwerk und viele Kontakte, und das kommt mir jetzt zugute.*«

Andrea Rothe: »*Wie schön! Vielleicht haben Sie ja auch für mich eine Visitenkarte, damit ich bei meiner nächsten Gartenparty mit leckerem Essen angeben kann.*«

Frau Lärchner lacht: »*Gerne!*«, dabei greift sie in ihre Handtasche und holte eine Karte raus, »*Hier ist sie.*«

Andrea Rothe lacht: »*So, nachdem Sie Ihre Akquise erfolgreich getätigt haben, kommen wir mal auf Ihre aktuellen Beschwerden zurück. Darf ich Sie fragen, ob Sie alles allein bewältigen oder jmd. haben der sie unterstützt?*«

Frau Lärchner: »*Ja, ich habe einen Lebensgefährten, der mir die erste Zeit sehr geholfen hat. Doch in letzter Zeit läuft es nicht so rund bei uns.*«

Andrea Rothe: »*Sehen Sie da einen Zusammenhang zwischen dem Auftreten ihrer Beschwerden und der Beziehung, die grad nicht so rund läuft?*«

Frau Lärchner: »*Ich weiß nicht. Manchmal habe ich den Eindruck, je erfolgreicher mein Geschäft läuft, desto griesgrämiger wird er. Bin ja auch mehr unterwegs als früher. Aber es stimmt, mit dem Beziehungsärger haben auch die stärkeren Schmerzen angefangen. Habe da bisher keinen Zusammenhang gesehen. Vielleicht ist ja was dran.*«

Das Anamnesegespräch dauert noch weitere 18 Minuten, indem insbesondere körperliche Befunde erhoben werden. Dann kommt Andrea Rothe zum Abschluss.

Andrea Rothe: »*Wir haben noch etwa fünf Minuten Zeit. Haben Sie momentan noch Fragen an mich? Oder möchten Sie noch etwas mit mir besprechen?*«

Frau Lärchner: »*Ja, wie lange muss ich im Krankenhaus bleiben?*«

Andrea Rothe: »*Alles in allem sollten Sie in spätestens sechs Tagen, wenn keine weiteren Komplikationen auftreten wieder zuhause sein. Anschließend sollten Sie sich jedoch weiter behandeln lassen.*«

Frau Lärchner: »*Na, dann muss ich jetzt mal schnell einige Anrufe machen und ein paar Dinge organisieren.*«

Andrea Rothe: »*Ja, das ist gut. Sie müssen sich allerdings ernsthaft Gedanken darüber machen, wie Sie es für das nächste halbe Jahr vermeiden können, schwere Dinge zu heben und zu tragen.*

Und auch für die Zukunft sich vielleicht Unterstützung zu organi-
sieren. Kann ich mich da auf Sie verlassen?«
Frau Lärchner: *»Mhm, ja, das ist mal ne Aufgabe, die Sie mir da*
geben. Ich werde mir Gedanken machen.«

■ ■ **Analyse des Anamnesegesprächs**

Der Einstieg ins Gespräch ist hier gut gelungen (◘ Abb. 2.4).
Andrea Rothe stellt sich mit Namen und Beruf vor und
erklärt ihr Anliegen. Sie spricht Frau Lärchner mit ihrem
Namen an und gibt ihr zur Begrüßung die Hand. Die Ansprache mit Namen schafft Vertrautheit und wirkt in großen
Organisationen der Sorge entgegen verwechselt zu werden.
Das Händeschütteln ist eine kulturelle Geste, die im Gesundheitswesen auch als freundlicher Körperkontakt verstanden
werden kann. Als Patient ist man den unterschiedlichsten
Formen von Berührung ausgesetzt, da kann ein Händeschütteln ein vertrauter und Angst reduzierender Kontakt sein.

Andrea Rothe erklärt gleich zu Beginn, wie viel Zeit ihnen
für dieses Gespräch bleibt. Damit erhöht sich für Frau Lärchner die Möglichkeit der Kontrolle über die Situation. Und
schließlich ist Selbstkontrolle für die Patienten ein wichtiger
Faktor, die eigene Würde zu bewahren.

Andrea Rothe fragt nach, ob Frau Lärchner mit dem
Anamnesegespräch einverstanden ist. Selbst wenn diese
Frage eher rhetorisch ist, so gibt sie der Patientin doch die
Möglichkeit der Wahl. Und das ist wichtig für die Selbstkon-
trolle der Patientin.

Andrea Rothe geht an vielen Stellen im Gespräch sofort
auf die Patientin ein, wie z. B. auf die Schmerzen oder die
Selbständigkeit. Damit signalisiert sie, dass sie Frau Lärchner ernst nimmt und ihr zuhört. Auch im Anamnesegespräch muss das **Zuhören als große Kunst** verstanden
werden.

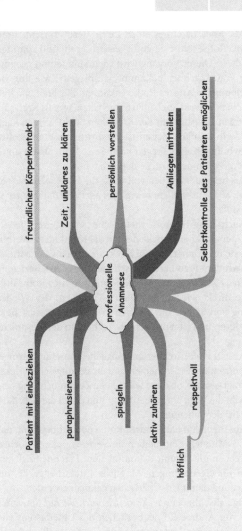

◻ Abb. 2.4 Mindmap: »Professionelle Anamnese«

Terms in the mindmap:
- professionelle Anamnese
- freundlicher Körperkontakt
- Zeit, unklares zu klären
- persönlich vorstellen
- Anliegen mitteilen
- Selbstkontrolle des Patienten ermöglichen
- Patient mit einbeziehen
- paraphrasieren
- spiegeln
- aktiv zuhören
- respektvoll
- höflich

Als Frau Lärchner über ihren Beruf spricht, greift Andrea Rothe sofort deren Begeisterung auf und kommentiert diese. Dieser Vorgang wird auch **Spiegelung** genannt, denn Frau Lärchner bekommt »gespiegelt«, wie ihre Beschreibung bei Andrea Rothe ankommt. Für Frau Lärchner wird ein positives Geschehen festgehalten, was als Kraftquelle für den Umgang mit der Krankheit erlebt werden kann. Gerade in kranken Zeiten ist die Erinnerung an positive Dinge hilfreich. Das Fragen nach einer Visitenkarte unterstützt die gesunden Anteile deutlich.

Als besonders respektvoll wirkt die Frage: *»Darf ich Sie fragen, ob Sie alles allein bewältigen oder jmd. haben, der Sie unterstützt?«*

Auch diese Frage ist rhetorischer Natur, greift jedoch einen persönlichen Aspekt, der mit der Krankheit in Verbindung stehen könnte, sowohl direkt als auch diskret auf.

Nachdem Frau Lärchner schildert, dass ihre Beziehung *»in letzter Zeit nicht so rund läuft«* greift Andrea Rothe diese Worte direkt wieder auf. Dieses Vorgehen, der Wiederholung von Sätzen mit eigenen Worten nennt sich **paraphrasieren** und ist eine wichtige Technik in der Gesprächsführung.

Anstatt Frau Lärchner mit möglichen Zusammenhängen zu konfrontieren (Schmerzen und Beziehungsschwierigkeiten) fragt sie nach, ob diese selbst einen Zusammenhang sieht. So bleibt die Wahl über die Aussage und damit die Selbstkontrolle bei der Patientin.

Abschließend teilt Andrea Rothe noch einmal mit, dass noch 5 Minuten Zeit bleiben und erfragt, was es noch zu besprechen gilt. Damit bekommt Frau Lärchner Zeit und Raum für eigene Fragen. Mögliche Unklarheiten können geklärt und damit Unsicherheiten gemieden werden.

Das abschließende *»Kann ich mich da auf Sie verlassen?«* von Andrea Rothe, bezüglich des Unterlassens vom Tragen schwerer Lasten, mag auf den ersten Blick beleh-

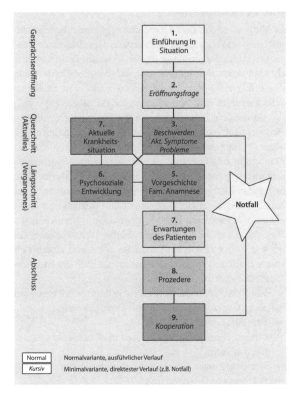

Abb. 2.5 Anamneseschema nach Heim und Willi

rend oder bevormundend erscheinen. Hier kommt es insbesondere auf die Betonung an! In diesem Gespräch klang
es eher besorgt, da Andrea Rothe weiß, dass Frau Lärchner
selbständig ist und vermutlich viel allein machen wird
(■ Abb. 2.5).

Aktives Zuhören

Es klingt so leicht, dem Gesprächspartner zuzuhören, dennoch ist wirkliches Zuhören in unserer Gesellschaft zu einer großen Herausforderung geworden. Erwachsensein wird hier eher mit Reden als mit Zuhören verbunden. Dabei wissen wir, dass erfolgreiche Führungskräfte gute Zuhörer sind und den Schritt vom Ich zum Wir bereits vollzogen haben [26].

Ganz wenig Menschen können wirklich noch zuhören. Was viel häufiger passiert ist, dass Sie schon nach den ersten Sätzen Ihres Gegenübers »aussteigen« und »ihren eigenen Film abspulen«. Damit ist gemeint, dass einige Worte ihres Gesprächspartners bei Ihnen Trigger auslösen, die sie dazu bringen in die eigene Geschichte einzutauchen, statt weiter zuzuhören. Das passiert unbewusst und wird also gar nicht bemerkt. Mit anderen Worten, obwohl Sie in Ihrem eigenen Film sind, denken Sie weiter zuzuhören. Wenn Sie dann auf Ihr gegenüber reagieren, haben Sie oft schon einige Zeit »nicht mehr aufgepasst«. Das erhöht die Zahl der Missverständnisse enorm.

Mit verschiedenen Techniken gelingt es leichter »am Ball ihres Gegenübers zu bleiben«. Dazu gehören:

- Paraphrasieren,
- offene Fragen stellen, mit denen das Thema vertieft werden kann,
- konkrete Fragen stellen, um Details zu klären,
- Spiegeln des Gesagten und
- Trennung von Wahrgenommenem und Interpretationen.

Die im Fallbeispiel mit Andrea Rothe und Frau Lärchner verwendeten Techniken des Paraphrasierens und Spiegelns sollen nun genauer beschrieben werden.

Paraphrasieren

Das Wort Paraphrasieren kommt aus dem Griechischen, von *para* = dazu, neben und *frasein* = reden oder sagen. Es bedeutet, dass etwas Gesagtes mit den eigenen Worten wiederholt wird. Diese wichtige Methode der modernen Gesprächsführung erfüllt mehrere Zwecke gleichzeitig:

- Aufbau von Vertrauen, weil sich ernsthaft mit dem Gesagten des Gesprächspartners befasst wird,
- gibt dem Gegenüber eine Rückmeldung darüber, wie seine Botschaft angekommen ist,
- klärt Sachverhalte und löst Missverständnisse auf,
- gibt dem Sprecher das Gefühl, dass ihm ernsthaft zugehört und er verstanden wird,
- emotionalisierte Gespräche können versachlicht und hitzige Diskussionen damit »herunter gekocht« werden
- der Sinn einer Aussage kann hervorgehoben oder nachgefragt werden.

Obwohl die Technik des Paraphrasierens simpel klingt verlangt sie dennoch Übung und eine gute Portion emotionaler Intelligenz. Denn hier geht es nicht ums »Nachplappern«, sondern um das »Herausarbeiten und Zusammenfassen der emotionalen und sachlichen Kernaussagen«.

Spiegeln

Beim Spiegeln wird dem Sprechenden – ähnlich wie beim Paraphrasieren – ebenfalls eine Rückmeldung darüber gegeben, was beim Zuhörenden angekommen ist. Hier liegt der Schwerpunkt in der »Verbalisierung emotionaler Erlebnisinhalte« [25]. Ziel ist es dabei, in Worte zu fassen, was der Sprechende nicht ausdrücken kann.

Wenn Patienten von Mitarbeitern des Gesundheitswesens gespiegelt werden kann damit verschiedenes beim Patienten erreicht werden [10]:

- Förderung des Gefühls von verstanden und angenommen werden.
- Klarheit über die eigenen Gefühle.

- Klarheit über die eigene Einstellung, Wünsche und Ziele.
- Förderung der Selbstexploration des Patienten.

Patientin: «*Und als ich dann die Diagnose Krebs bekam hat mich auch noch mein Mann verlassen. Ich konnte es erst gar nicht glauben. Da habe ich ihm 20 Jahre hinterhergeräumt und als ich ihn das erste Mal wirklich brauchte war er weg. So ein verdammter Egoist.*»

Therapeutin: »*Das hat Sie ganz schön wütend gemacht, dass Ihr Mann Sie gerade in dem Moment verlassen hat, als Sie von ihrer Krebserkrankung erfahren haben.*«

Der Vorteil einer solchen verstehenden Gesprächsführung ist, dass sie nicht nur ein Mittel zur Diagnostik darstellt, sondern auch gleichzeitig therapeutische Wirkung hat [10].

2.3   Visite

Das Wort Visite kommt aus dem Lateinischen von *visitare* und bedeutet besuchen. Im Krankenhaus ist damit zumeist der Besuch des Patienten durch den Arzt gemeint.

Bei einer ärztlichen Visite stehen in der Regel die Krankheit und die medizinischen Anordnungen im Vordergrund, während Therapeuten zusätzlich das Krankheitserleben zentralisieren, sowie die Suche nach Behandlungs- und Versorgungsmöglichkeiten für den Patienten und das gemeinsame Definieren von Therapiezielen. Auch sei an dieser Stelle die Biografiearbeit erwähnt, die aus einem professionellen Therapieverständnis unverzichtbar ist.

Wer gerne mehr dazu lesen möchte, dem sei das Buch »Biografiearbeit in der Gesundheits-, Kranken und Altenpflege« von Specht-Tomann empfohlen.

- **Fallbeispiel einer unprofessionellen Kommunikation während einer ärztlichen Visite**

…dann legen Sie sich doch wieder einen Hund zu…

Die Patientin Frau Spitzer (78) befindet sich seit 2 Tagen auf einer inneren Station. Sie kam mit Arrythmien und unklaren Atembeschwerden. Darüber hinaus leidet sie an Adipositas (96 kg bei 1,65 m) und einem Diabetes Typ II. Frau Spitzer teilt sich ihr Zimmer mit einer kachektischen Patientin mit einem Darmtumor. Der Stationsarzt Dr. Manger kommt mit der Physiotherapeutin Silke Bauer zur Visite.

Dr. Manger: »*Tach, die Damen!*«, dabei positioniert er sich am Fußende von Frau Spitzer und liest in der Kurve.

Frau Spitzer wartet geduldig und streicht dabei nervös die Bettdecke glatt.

Dr. Manger: »*Ja, wie ich's mir schon dachte, Frau äh*«, sieht in die Kurve, »*…äh Spitzer. Die Befunde aus dem Röntgen sind da. Ihre Angio ist schlecht. Also damit kommen wir um einen Stent nicht drum herum.*«

Frau Spitzer: »*Aha.*«

Dr. Manger: »*Ja, also die Arterien sind wirklich sehr sklerotisch und ein Stent ist so'ne Art Maschendraht, mit dem man die Arterien von innen wieder aufrichten kann. Dann fließt das Blut wieder besser und Sie können auch besser atmen.*«

Frau Spitzer: »*Ach so.*«

Dr. Manger betrachtet Frau Spitzer abschätzend: »*Tja und dann lassen wir Ihnen mal die Diätberatung kommen, damit Sie zuhause gesünder kochen und abnehmen. Das ganze Gewicht geht ja auch auf's Herz und belastet das Ganze.*«

Frau Spitzer blickt beschämt zur Bettdecke und murmelt: »*Ja, gut.*«

Silke Bauer an Dr. Manger gewandt: »*Frau Spitzer hat mir erzählt, dass Sie erst dann soviel zugenommen hat, als ihr Hund gestorben ist, nicht wahr Frau Spitzer?*«. Hierbei blickt sie Frau Spitzer an.

Frau Spitzer: »*Ja, das stimmt.*«

Dr. Manger: »*Ja, dann legen Sie sich doch wieder einen Hund zu.*«. Er wendet sich weg und geht zur Bettnachbarin.
Das Visitengespräch wurde im Einverständnis aller Beteiligten auf Band aufgezeichnet, welches sich in der Kitteltasche von Frau Bauer befand und dauerte 2 Minuten und 17 Sekunden.

■■ Analyse des Visitengesprächs

Die Begrüßung der Patienten durch den Arzt erfolgt nicht personenbezogen sondern verallgemeinernd (◘ Abb. 2.6). Die Positionierung von Dr. Manger kann als Gewohnheit gewertet werden, ist jedoch zugleich ein Ausdruck von Macht. Insbesondere, da er sich Frau Spitzer nicht nähert und dieser auch nicht die Hand reicht.

Der Blickkontakt von Dr. Manger zu Frau Spitzer ist auf das notwendigste beschränkt. Er verbringt mehr Zeit die Kurve zu studieren, als sich der Patientin zuzuwenden. Damit legt er die Priorität auf ermittelte Befunde und behandelt Frau Spitzer wie ein Objekt und nicht wie eine Person.

Die Patientin wird an keiner Stelle in die Überlegungen von Dr. Manger einbezogen. So verordnet dieser die Therapiewahl (Stent) und eine Diätberatung ohne Frau Spitzer um Erlaubnis oder ihrem Einverständnis zu bitten. Damit wird der Patientin weder eine Wahl noch eine Mitsprache ermöglicht, womit ihr jegliche Option der Selbstkontrolle genommen ist.

Die bevorzugte Wahl der medizinischen Fachsprache hält die Patientin auf Distanz und grenzt diese bei der ärztlichen Entscheidungsfindung aus. Dr. Manger verhält sich so, als hätte er das Recht über den Körper und damit das Leben von Frau Spitzer allein entscheiden zu dürfen. Dabei ist Frau Spitzer voll ansprechbar und als ehemalige Bereichsleiterin einer Verwaltungsbehörde auch intelligent genug, um sich selbst ein Bild über ihren Gesundheitszustand zu machen, vorausgesetzt, man erklärt es ihr angemessen. Was hier nicht der Fall ist.

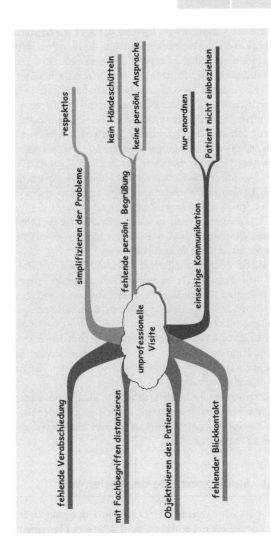

Abb. 2.6 Mindmap: »Unprofessionelle Anamnese«

Mit der Aussage »*Dann legen Sie sich doch wieder einen Hund zu.*« wird die komplexe Lebenssituation von Frau Spitzer auf ein scheinbar handbares Problem reduziert. Die Gesamtsituation der Patientin ist dem Arzt nicht bekannt, weil er sie nicht in der Anamnese erhoben hat. Große Teile davon befinden sich in der Pflegeanamnese bzw. Therapieanamnese, die Dr. Manger nicht gelesen hat. Hier ein kleiner Auszug daraus: *Frau Spitzer ist mit 55 Jahren verwitwet und ist mit 62 in die Rente gegangen, um ihre Mutter (Parkinson) zu pflegen. Als diese verstarb war Frau Spitzer 65 Jahre alt. Um über die beiden menschlichen Verluste hinwegzukommen (sie vermisste ihren Mann immer noch), legte sie sich einen Hund zu, mit dem sie täglich lange Spaziergänge machte. Als der vor einem Jahr verstarb, hatte sie nicht mehr den Mut ihr Leben an ein Lebewesen zu binden. Bis dahin hatte sie etwa 70 kg gewogen und seitdem 26 kg zugenommen.*

Mit der Beschränkung seiner Aktenstudien auf medizinische Befunde grenzt Dr. Manger die Kenntnisse der Pflegefachkräfte und Therapeuten über Frau Spitzer aus. Ein solches Verhalten lässt auf wenig Respekt diesen Berufsgruppen gegenüber schließen.

Das achtlose Wegdrehen von Dr. Manger, mit dem er sein Gespräch mit Frau Spitzer gruß- und abschiedslos beendet, ist bestenfalls als wenig einfühlsam und schlimmstenfalls als beleidigend zu verstehen.

Insgesamt ist die Begegnung von Dr. Manger mit seiner Patientin Frau Spitzer von wenig Respekt geprägt, der Tendenz die Patientin nicht ernst zu nehmen und sie wie ein Objekt zu behandeln.

2.3.1 Selbstkontrolle der Patienten

Jeder stationäre Aufenthalt eines Patienten im Gesundheitswesen ist zumeist mit dem Verlust von Selbstkontrolle verbunden. Das Erleben, Dinge des eigenen Körpers oder das eigene Leben betreffend nicht selbst steuern zu können ruft oftmals Gefühle von Hilflosigkeit oder Abhängigkeit wach. Solche Emotionen sind nicht nur wenig hilfreich im Gesundungs- oder Genesungsprozess sondern äußerst kontraproduktiv.

Jeder im Gesundheitswesen Tätige weiß, dass man nichts mehr tun kann, wenn ein Patient sich selbst aufgegeben hat. Heute weiß man zunehmend die Selbstheilungskräfte wieder zu schätzen.

Die Trendforscherin Jeanette Huber [13] spricht von einer »Silbernen Revolution« und meint damit eine alternde Gesellschaft, welche die Welt der Computer erobert, sich in Fitnessstudios aktiv hält und Verantwortung für die eigene Gesundheit übernimmt. Zu den »Megatrends und Märkten« zählen neben der Silbernen Revolution auch die Individualisierung und die Gesundheit [14].

In einer zunehmenden Kultur der Selbstverantwortung fühlen sich 63% sich voll und ganz und 32% überwiegend selbst verantwortlich für ihre Gesundheit [13]. Damit bleiben nur 5% übrig, welche diese Verantwortung gern auf andere abschieben würden. Diese Ergebnisse zeigen deutlich, welche Bedeutung der Selbstbestimmung der Patienten zukommen muss.

Unabhängig von diesem gesellschaftlichen Trend ist das Gefühl der Selbstkontrolle über therapeutische Maßnahmen und Versorgungsmöglichkeiten eine entscheidende Grundlage für den Genesungsprozess.

2.3.2 Non-Compliance der Patienten

Mit Compliance ist die Einwilligung des Patienten in den Behandlungsablauf gemeint. Non-Compliance bedeutet also, dass der Patient mit der Therapie oder der Versorgung nicht einverstanden ist. Dieses Nichteinverstandensein wird allerdings oft nicht verbal geäußert, sondern zeigt sich in der Verweigerung der Maßnahmen.

Eine besonders hohe Non-Compliance zeigt sich im Umgang mit Arzneimitteln. So spricht man vom »Parkplatzeffekt«, wenn die Medikamente direkt nach Erhalt entsorgt werden, von »drug holiday«, wenn Patienten sich zwischendurch eine Arzneimittelpause gönnen oder vom »Zahnputzeffekt«, wenn die Medikamente kurz vor einem Arztbesuch wieder regelmäßig genommen werden.

Bei chronischen Krankheiten liegt die Compliance-Rate bei lediglich 50% [9]. Interessanterweise gibt es selbst bei aufgeklärten Patientengruppen, wie Ärzten oder Therapeuten eine Non-Compliance von 20% [7].

Die Folgen der Non-Compliance sind nicht nur medizinisch relevant sondern haben enorme gesundheitsökonomische Auswirkungen. Sie führen zu häufigeren Krankenhauseinweisungen, vermehrtem Therapie- und Pflegebedarf, Mehrfachdiagnostik und zusätzlichen Arztbesuchen [5]. So konnte eine Studie nachweisen, dass Non-compliant-Patienten ein vierfach häufiges Risiko einer koronaren Erkrankung haben als Patienten die compliant sind [21]. Die gesellschaftlichen Kosten durch häufigere Klinikeinweisungen sind beachtlich und liegen bei 8–10,5 Milliarden Euro pro Jahr für Deutschland [29].

Die häufigsten Gründe für eine fehlende Compliance sehen Forscher zum einen in der Persönlichkeit des Patienten und zum anderen im Verhalten des Mediziners bzw. medizinischen Fachpersonals. Beim Patienten spielen die persönlichen Werte, das Krankheits- und Therapieverständnis ebenso eine Rolle, wie die geistige Aufnahmefähigkeit und die Beziehung zum Arzt oder Therapeut. Das ärztliche Verhalten fördert dann eine Non-Compliance, wenn es z.B. von wenig Respekt, unverständlichen Formulierungen und wenig Einfühlsamkeit geprägt ist [5]. Vor 30 Jahren haben die Patienten die Hälfte dessen, was ihnen ihre Ärzte erzählen direkt im

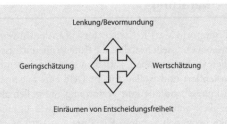

Lenkung/Bevormundung

Geringschätzung   Wertschätzung

Einräumen von Entscheidungsfreiheit

◻ **Abb. 2.7** Modell von Wertschätzung und Entscheidungsfreiheit von Patienten

Anschluss an das Gespräch schon wieder vergessen [17]. Es bleibt zu hoffen, dass sich die kommunikative Kompetenz der Mediziner verbessert hat.

Was im Gesundheitswesen Tätige tun können, um die Einwilligung ihrer Patienten in die therapeutischen Maßnahmen zu erhöhen [5]:

- Respekt vor dem Patienten,
- Ausloten der Patientenbedürfnisse,
- Einbeziehen des Patienten in den Entscheidungs- und Behandlungsprozess,
- Patienten gut und verständlich informieren und ihm Wahlmöglichkeiten aufzeigen
- schriftliche Patientenleitlinien, in denen die Maßnahme einfach aber eindrücklich erklärt wird,
- Therapiepläne, die wie ein Vertrag behandelt werden, den der Patient unterzeichnet (im Sinne von: »*Hiermit erkläre ich mich einverstanden, dass…*«),

Reinhard Tausch (1979) hat schon vor 30 Jahren ein Modell entwickelt, mit dem die Wertschätzung und das Ermöglichen von Entscheidungsmöglichkeiten des Patienten transparent gemacht werden (◻ Abb. 2.7; [24]).

2.4   Beratung

Die Professorin Mary Jo Kreitzer forscht an der University of Minnesota und stellt fest, dass die Patientenbedürfnisse sich deutlich verändert haben. Patienten sind zunehmend konsumorientiert und wollen für ihr Geld eine angemessene Beratung, Behandlung und Versorgung. Sie wollen als Persönlichkeit wahrgenommen und nicht wie unmündige Kranke behandelt werden. Für Patienten wird es immer wichtiger, dass sie gut beraten werden; die Entscheidung über die weitere Versorgung möchten sie selbst treffen (Interview mit Mary Jo Kreitzer in [26].

Im Februar 2013 trat das neue Patientenrechtegesetzt in Kraft, welches das Bürgerliche Gesetzbuch (BGB) und das 5. Buch des Sozialgesetzbuches (SGB) ergänzt. Neben dem Anspruch der Patienten auf Informationen rund um ihre Behandlung, sind auch der Behandlungsvertrag zwischen Patient und Therapeut und die Aufklärungspflicht des Therapeuten gegenüber dem Patienten verankert. So bezieht sich die Aufklärungsplicht auf Art, Umfang, Durchführung, potentielle Risiken einer Therapie sowie die Notwendigkeit und Dringlichkeit. Der Therapeut muss einen Ausblick auf den Verlauf und das, was der Patient zum Therapieerfolg beitragen kann, geben. So habe der Patient das Recht, über alle für ihn und seine Erkrankung in Frage kommenden Diagnostik- und Therapieverfahren aufgeklärt zu werden – auch über solche, die derzeit nicht zum Leistungskatalog der gesetzlichen Krankenkassen gehören.

2.4.1   Beratungskonzepte

Für ein geplantes Beratungsgespräch lassen sich Beratungskonzepte entwickeln, die speziell auf das jeweilige Thema zugeschnitten sind, wie z.B. ein Entlassungsgespräch. Viel häufiger jedoch nutzen Patienten oder Angehörige alltägliche Versorgungssituationen zu einem Gespräch mit Gesundheitsfachpersonen, in denen sie ihre Fragen oder auch Sorgen zum Ausdruck bringen. Um auch dann eine professionelle Beratung anbieten zu können sind einige grundsätzliche Dinge zu berücksichtigen.

Ein einfaches Modell der Beratung umfasst 4 Fragen [27]:

- Was ist passiert?
- Was bedeutet das für Sie?
- Was ist Ihr Ziel?
- Wie wollen Sie Ihr Ziel erreichen?

Beispiele alltäglicher Beratung im Gesundheitswesen zeigt Angelika Abt-Zegelin [1] in einer Reihe über Beratungsgespräche auf.

- **Fallbeispiel eines gelungenen Beratungsgesprächs**

»Naja, alleine essen macht eben keinen Spaß, da vergreift man sich schon mal«

Die Physiotherapeutin Beate Wiese (39) berät ihren Patienten Herrn Pfahl (65) und dessen Frau (57), der seit neun Jahren an Diabetes Typ II leidet. Herr und Frau Pfahl sind beide adipös (BMI 31). Herr Pfahl befindet sich in physiotherapeutischer Behandlung nachdem er aufgrund einer transischämischen Attacke aus dem Krankenhaus entlassen wurde. Während seines stationären Aufenthaltes schwankten seine Blutzuckerwerte stark. Die physiotherapeutische Behandlung hatte das Ziel, durch geeignete Bewegungsübungen sein Bewusstsein für ein besseres Gesundheitsverhalten zu schulen und zukünftig nachhaltig zu fördern. Das Gespräch findet im Rahmen eines Abschlussgespräches im Anschluss der letzten Behandlung statt.

Beate Wiese: »*Schön, dass es mit dem Termin geklappt hat und Sie beide zum Abschlussgespräch zum Thema Ernährung kommen konnten.*«

Herr Pfahl: »*Für mich macht das ja eigentlich wenig Sinn, weil meine Frau ja kochen tut.*«

Beate Wiese: : »*Aha. Herr Pfahl, kommt es denn auch mal vor, dass Sie sich eine Mahlzeit selbst zusammenstellen, oder essen Sie nur, was Ihnen Ihre Frau zubereitet?*«

Herr Pfahl: »*Meine Frau ist ja noch berufstätig. Da frühstücken wir zusammen und abends kocht sie. Mittags mach ich mir dann selbst mein Bütterken.*« Mit Bütterken ist in Westfahlen ein Butterbrot gemeint.

Frau Wiese lächelt Herrn Pfahl an: »*Na bitte, selbst ist der Mann, was Herr Pfahl?*«

Herr Pfahl lacht: »*Das können'se laut sagen.*«

Frau Wiese an beide gewandt: »*Sagen Sie, wie erklären Sie beide sich eigentlich, dass es bei Ihnen Herr Pfahl zu solch starken Blutzuckerschwankungen gekommen ist?*«

Frau Pfahl: »*Ich weiß es auch nicht. Letztes Jahr hatte ich einen Kochkurs für Diabetes und seitdem habe ich vieles umgestellt. Ich nehme nicht mehr so viel Zucker und die bayrische Küche, die wir ja beide so lieben, ist auch viel weniger geworden. Früher gab es einmal die Woche Kaiserschmarrn oder Germknödel mit Vanillesauce. Abends vorm Fernseher esse ich schon mal Pralinen, aber mein Mann nicht. Der ist da eisern, nicht wahr Manfred?*«

Herr Pfahl sieht zum Boden: »*mhm*«.

Frau Wiese: »*Herr Pfahl, wie erklären Sie sich denn ihre schwankenden Werte?*«

Herr Pfahl: »*Weiß nich.*« Sein Blick bleibt auf den Boden geheftet.

Frau Wiese: »*Eine Ernährungsumstellung ist ja auch nicht so einfach.*«

Herr Pfahl sieht auf: »*Das können'se laut sagen.*«

Frau Wiese: »*Was ist denn für Sie dabei die größte Herausforderung, Herr Pfahl?*«

Herr Pfahl: »*Naja, alleine essen macht eben keinen Spaß und da vergreift man sich schon mal.*«

Frau Wiese: »*Da vergreift man sich schon mal.*«. Dabei sieht sie Herrn Pfahl an.

Herr Pfahl sieht seine Frau entschuldigend an: »*Naja, so ganz gesund ist das dann eben nicht immer.*«

Frau Pfahl stöhnt: »*Jetzt verstehe ich. Dann gibst Du die Schokolade doch nicht den Kindern im Hof, sondern isst sie selbst, was?*«

Herr Pfahl ärgerlich: »*So habe ich mir das nicht vorgestellt mit der Rente. Den ganzen Tag alleine zuhause hocken. Die Schokolade ist da das kleinste Problem.*«

Frau Wiese: »*Ich kann mir gut vorstellen, wie einem die Decke auf den Kopf fällt, wenn man so lange berufstätig war, wie Sie. Verstehe ich das richtig, dass für Sie die Zeit tagsüber, wenn Ihre Frau außer Haus ist, es Ihnen besonders schwer fällt auf Ihre Ernährung zu achten?*«

Herr Pfahl: »*Ja.*«

Frau Wiese: »*Frau Pfahl, jetzt war Ihr Mann ja schon so mutig zu sagen, wann ihm die Diät schwer fällt. Wie sieht das denn bei Ihnen aus? Wann fällt es Ihnen denn schwer auf eine gesunde Ernährung zu achten?*«

Frau Pfahl: »*Na, wenn man den ganzen Tag hart arbeitet, dann will man sich abends wenigstens was Gutes gönnen. Wir beiden mögen gern die bayrische Küche.*«

Frau Wiese: »*Was machen Sie denn beruflich, Frau Pfahl?*«

Frau Pfahl: »*Ich bin Steuerfachgehilfin und habe einen anstrengenden Chef. Der meckert an allem rum und kann auch richtig cholerisch werden. Dann kann man ihm nix recht machen.*«

Frau Wiese: »*Wenn Sie mal schätzen sollten, wie häufig es in der Woche vorkommt, dass Ihr Chef meckert und anstrengend ist, was würden Sie da sagen?*«

Frau Pfahl: »*Na drei Mal die Woche, mindestens!*«

Frau Wiese: »*Bedeutet das für Sie, dass Sie sich etwa drei Mal in der Woche so sehr über Ihren Chef ärgern, dass die gesunde Ernährung dann nicht so wichtig ist?*«

Frau Pfahl: »*Ja, genau.*«

Frau Wiese: »*Ich glaube, ich verstehe Sie beide allmählich. Es gibt für Sie beide ganz unterschiedliche Gründe, warum eine Ernährungsumstellung so schwer für Sie ist. Herr Pfahl, wie wichtig ist es Ihnen denn überhaupt, dass sich die Blutwerte im Mittelfeld einspielen. Ich meine, vielleicht ist so eine Blutzuckerentgleisung ja gar nicht so schlimm für Sie.«*

Herr Pfahl: »*Und ob. Der Arzt hat gesagt, ich riskiere mein Leben.*«

Frau Wiese: »*Mhm, und was sagen Sie dazu?*«

Herr Pfahl: »*Na, das hat mir nen ganz schönen Schrecken eingejagt, als ich plötzlich umgekippt bin und dann im Krankenhaus wieder die Augen aufgemacht habe. So was will ich eigentlich nicht noch mal erleben.*«

Frau Wiese: »*Wenn Sie auf einer Skala von 1–7 angeben sollten, wie sehr Sie gern Ihre Ernährung umstellen wollen und 1 bedeutet eher nicht und 7 bedeutet unbedingt, was würden Sie da sagen?*«

Herr Pfahl: »*Sechs.*«

Frau Wiese: »*Oh, da sind Sie ja sehr motiviert. Ich versuche noch mal zusammen zu fassen, was ich bisher von Ihnen beiden verstanden habe. Und bitte korrigieren Sie mich, wenn Sie das anders gemeint haben, okay?*«

Herr und Frau Pfahl nicken.

Frau Wiese: »*Herr Pfahl, Sie sind sehr daran interessiert an Ihrer Ernährung etwas zu verändern. Eine besondere Herausforderung ist für Sie, dass Sie den ganzen Tag allein zuhause sind und keine richtige Beschäftigung haben. In dieser, für Sie unangenehmen Situation, fühlen Sie sich verführt etwas Süßes zu essen. Wenn abends Ihre Frau da ist, fällt es Ihnen dagegen leicht auf Süßes zu verzichten, stimmt das?*«

Herr Pfahl: »*Ja, stimmt.*«

Frau Wiese: »*Wenn sich also an Ihrer Ernährung etwas verändern soll, ist es wichtig darüber nachzudenken, wie Sie sich tagsüber beschäftigen können oder mit wem Sie sich vielleicht verabreden können?*«

Herr Pfahl: »*Ja, so isses.*«

Frau Wiese: »*Frau Pfahl, auch bei Ihnen habe ich ein deutliches Interesse herausgehört, an Ihrer Ernährung etwas zu ändern. Ihre größte Herausforderung scheint Ihr Chef zu sein, der häufig meckert. An solchen Tagen haben Sie dann das Bedürfnis sich mit*

*eher weniger gesundem Essen zu trösten. Vor allem abends vorm
Fernseher sind dann Pralinen sehr verlockend, stimmt das?«*

Frau Pfahl: *»Mhm, ja.«*

Frau Wiese: *»Wenn sich also an Ihrer Ernährung etwas ändern
soll, scheint es mir wichtig sich darüber Gedanken zu machen,
wie Sie sich vor dem Gemecker Ihres Chefs schützen können, oder
was Sie ihm entgegen setzen können.«*

Frau Pfahl: *»Mhm, ja. So sehe ich das auch.«*

■■ Analyse des Beratungsgesprächs

Das Beratungsgespräch dauerte insgesamt 44 Minuten. Der
beschriebene Gesprächsauszug zeigt den Beginn des ge-
meinsamen Treffens auf (Minute: 3–12), (◘ Abb. 2.8).

Adipöse Menschen sind Diskriminierungen und Stig-
matisierungen in ganz unterschiedlichen Lebensbereichen
ausgesetzt. Zu diesem Ergebnis kommt eine Studie, die vom
Bundesministerium für Bildung und Forschung (2008) in
Auftrag gegeben wurde. Demnach äußert jeder vierte Bun-
desbürger offen seine negativen Vorurteile gegenüber adipösen Menschen.

Gerade in einer Ernährungsberatung fühlen sich Menschen mit Adipositas zumindest unwohl, oft jedoch auch
angegriffen. Dessen ist sich die Physiotherapeutin Beate
Wiese bewusst und vermeidet deshalb jegliche Kritik zum
Essverhalten von Herrn und Frau Pfahl.

Darüber hinaus weiß Frau Wiese, dass eine Ernährungsumstellung oft eine große Herausforderung ist und die Ursachen für eine Fehlernährung oft tiefer liegen. Deshalb hat sie
eine Zusatzausbildung in Gesprächsführung erworben, um
Ursachen verstehen und beheben zu können. Denn *»nur auf
der Verhaltens- oder Verstandesebene erreicht man die Leute
nicht. Die Gefühle spielen beim Essen oft eine große Rolle und
müssen deshalb auch angeschaut werden.«*

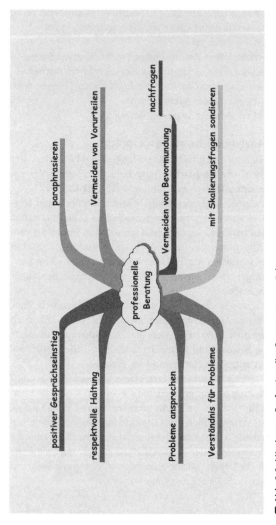

■ **Abb. 2.8** Mindmap: »Professionelles Beratungsgespräch«

Worauf es bei der Ernährungsberatung ankommt
- **Yesyes**
  - Respektvolle Haltung, die den Menschen »hinter seinem Ernährungsproblem« wahrnimmt
  - Neben der Ermittlung von externen Faktoren, welche die Ernährung beeinflussen (z. B. meckernder Chef) immer auch nach internen Faktoren forschen (z.B. Gefühl von Alleinsein)
  - Die individuell unterschiedliche emotionale Bedeutung von Essen erfassen
  - Bisherige Ernährungsvorlieben und »Lieblingsorte« des Essens erfassen (z.B. vorm Fernseher, im Bett oder in der Küche) und welche Bedeutung das für den zu Beratenden hat
  - Ernährungsziele ermitteln
  - Grad der Motivation für eine Ernährungsumstellung ermitteln
  - Erfragen, was der zu Beratende benötigt, um seine Ernährung umzustellen (Was hilft? Was hindert?)
  - Auffordern, Erfolge zu feiern! (z.B. Kino bei Gewichtsreduktion)
- **Nonos**
  - Kritisierende Haltung, in der der zu Beratende als letztlich willensschwach gesehen wird
  - Das Vorgehen einer Ernährungsumstellung vorgeben, statt zu erfragen
  - Das »Ernährungsproblem« auf das Essen beschränken, statt mit ganzheitlicher Draufsicht
  - Im Gespräch Verbote dominieren, statt die Lust und Freude an guter Nahrung zu betonen

Fazit

Im Gesundheitswesen zählt die Kommunikation zu den Schlüsselfunktionen. Die Beziehung zwischen den Gesprächspartnern, Patienten oder Angehörigen und Ihnen, ist die Basis einer gelungenen Kommunikation. Um professionell kommunizieren zu können, müssen Sie folglich auch an der Beziehung arbeiten. Hierbei sollten Sie immer bedenken, dass dem ersten Eindruck ein großer Stellenwert beigemessen werden muss – ebenso wie der Tatsache, dass auch die Würde des Patienten unantastbar ist! Gesprächstechniken, wie aktives Zuhören, Paraphrasieren oder Spiegeln, führen zu einer verständnisvollen Gesprächsführung und sollten berufsgruppenübergreifend angewandt werden, egal ob es sich um ein Anamnese-, Visiten- oder Beratungsgespräch handelt.

Literatur

1. Abt-Zegelin A (1010) Gehen Sie ein Stück mit mir? Schwester Pfleger 49: 128-130
2. Arnold E (1999) Structuring the Relationship. In: Arnold E; Undermann Boggs K (eds) Interpersonal Relationships. Professional Communication Skills for Nurses. Saunders, Philadelphia
3. Beach MC, Sugarman J, Johnson R, Arbelaez J, Duggan P, Cooper L (2005) Do Patients treated with dignitiy report higher satisfaction, adherence, and receipt of preventive care? Ann Family Med 3: 331–338
4. Bischofberger I (2002) Das kann ja heiter werden. Humor und Lachen in der Pflege. Huber, Bern
5. Brucksch M, Teyke T, Lenz C, Schurr Marc (2005) Compliance bei Arzneimitteln: ein unterschätztes Problem. Pharmaco Economics German Research Articles 3: 3–8
6. Chochinov, HM (2007) Dignity and the essence of medicince: the A, B, C, and D of dignity conserving care. BMJ 335: 184–187

7. Corda,RS, Burke HB, Horowitz HW (2000) Adherence to prescription medications among medical professionals. South Med J. 93: 585–589

8. Delies S (2009) Schlagfertigkeit – Ausgewählte Problemfälle der Kommunikation. Grin, Berlin

9. Dunbar-Jacobs J et al. (2000) Adherence in chronic disease. Ann Rev Nursing Research 18: 48–90

10. Geisler L (2008) Arzt und Patient. Begegnung im Gespräch. Wirklichkeit und Wege. pmi, Frankfurt/Main

11. Heim E, Willi J (1986) Psychosoziale Medizin. Springer, Berlin

12. Herth K (1993) Hoe in the family caregiver of terminally ill people. J Advanced Nursing 18: 538–548

13. Huber J (2006) http://www.gruendung50plus.de/tagung-50plus/programm/Jeanette_Huber.pdf

14. Huber J (2009) http://www.dgnb.de/fileadmin/downloads/Consense-2009/Huber_DGNBVfinalxs.key.pdf

15. Jacobson N (2009) Dignity Violation in Health Care. Qualitative Health Research 19: 1536–1547

16. Johnson S (2007) Hoe in terminal illness: an evolutionary concept analysis. Intern J Palliative Nursing 13: 451–459

17. Ley P (1979) Memory for medical information. Brit J Social Clinical Psychol 18: 245–255

18. Kutscher S (2007) Kommunikation – Erfolgsfaktor in der Medizin. Springer, Berlin

19. Matiti MR (2002) Patient dignity in nursing: a phenomenological study. Doctoral thesis. University of Huddersfield

20. Muijsers P (2001) »Wir verstehen uns…oder?« Gesprächskultur für Gesundheitsberufe. Huber, Bern

21. Patsy BM et al. (1990) The relative risk of incidence in coronary heart disease associated with recently stopping the use of beta-blockers. J Am Med Ass 263: 1653–1657

22. Peplau H (1995) Interpersonale Beziehungen in der Pflege. Recom, Basel

23. Stephenson C (1991) The concept of hope revisited for nursing. J Advanced Nursing 16: 1456–1461

24. Tausch R (1979) Gesprächspsychotherapie. Hogrefe, Göttingen

25. Tausch R (1998) Erziehungspsychologie. Hogrefe, Göttingen

26. Tewes R (2009) Führungskompetenz ist lernbar. Praxiswissen für Führungskräfte in Gesundheitsfachberufen. Springer, Berlin

27. Tschudin V (1995) Counselling Skills for Nurses. Bailliere Tindall, London

28. Van Riet, N, wouters H (2002) Case Management. Ein Lehr- und Arbeitsbuch über die Organisation und Koordination von Leistungen im Sozial- und Gesundheitswesen. interact, Luzern

29. Volmer T, Kielhorn A (1998) Compliance und Gesundheits- ökonomie. In: Petermann F (Hrsg) Compliance und Selbst- managment. Hogrefe, Göttingen

30. Walsh K, Kowanko I (2002) Nurses' and patients' perception of dignity. Intern J Nursing Practice 8: 143–151

31. Watson J (2004). »Nursing Theory and Nursing Practice« Lehr- veranstaltung an der Evangelischen Hochschule in Dresden, Studiengang Pflegewissenschaft/Pflegemanagement

32. Wilkinson K (1996) The concept of hope in life-threatening illness. Professional Nurse 11: 659–661

33. WMA (2002) Declaration on Ethical Considerations regarding Health Databases. http://www.wma.net/en/30publications/ 10policies/d1/index.html. Zugegriffen: 14. Juni 2014

Gespräche mit Kollegen und Mitarbeitern anderer Gesundheitsberufe

Renate Tewes

R. Tewes, *Einfach gesagt*,
DOI 10.1007/978-3-662-44360-6_3,
© Springer-Verlag Berlin Heidelberg 2014

3.1   Das kollegiale Gespräch

Die kollegiale Kommunikation bildet die Grundlage für eine professionelle Arbeit im Gesundheitswesen. Die Versorgung und Therapie von Patienten gelingt immer nur im Zusammenspiel mit Kollegen und den Mitarbeitern anderer Berufsgruppen. Unprofessionelle Interaktionen sind kostenintensiv, da sie das Arbeitsklima vergiften und Mitarbeiter krank machen können. Die Verbesserung der Kommunikation im Gesundheitswesen ist der Faktor mit den größten Effekten, da Missverständnisse, Lästern oder Mobbing Unsummen verschlingen [20].

- **Fallbeispiel eines unprofessionellen Gesprächs unter Kolleginnen**

Lästern ist normal!

Die beiden Ergotherapeuten Irina Pankert und Sandra Pilz unterhalten sich über die neue Kollegin (Maria Pfeiffer) im Dienstzimmer.

Pankert: »*Jetzt ist sie schon zwei Wochen da und findet sich hier immer noch nicht zurecht.*«

Pilz: »*Von der schnellsten Truppe ist sie nicht! Frage mich, wie lange das noch dauert, bis sie merkt, wo hier der Hase langläuft. Da fragt sie doch gestern höflich unser'n Zivi, ob er ihr beim Lagern hilft, anstatt ihm das einfach abzuverlangen. So verschafft die sich hier keinen Respekt, mit ihrem ewigen ›bitte‹ und ›danke‹. Richtig Biss hat die nicht.*«

Pankert lacht hämisch: »*Tja, und hier brauch man ordentlich Biss, um sich durchzubeißen. Wenn die sich bewähren will, soll se erst Mal nen andern Ton anschlagen. Ne Geriatrie ist eben kein Zuckerschlecken. Mal sehen, ob sie's packt.*«

Pilz: »*Ja, wir werden se mal im Auge behalten. Schließlich haben wir uns hier auch durchbeißen müssen.*«

Da geht die Tür auf und die neue Kollegin Maria Pfeiffer sieht herein.

Pfeiffer: »*Wäre eine von euch beiden bitte so nett und hilft mir Herrn Sauer zu lagern?*«

Pilz und Pankert sehen sich fragend an. Beide lächeln wissend.

Pilz: »*Ja, ich komme. Muss nur noch kurz was eintragen. Geh schon mal vor.*«. Beim Verlassen des Dienstzimmers sieht Frau Pilz Frau Pankert an und rollt dabei mit den Augen.

Pankert lacht und imitiert die neue Kollegin: »*Na dann sei halt mal bitte so nett.*«

■■ Analyse des Gesprächs über eine Kollegin

Bei diesem Gespräch lästern die beiden Ergotherapeuten Pankert und Pilz über ihre neue Kollegin (◘ Abb. 3.1). Was als harmloses Geplänkel anmutet ist jedoch feindseliges Verhalten und darf nicht toleriert werden.

Der neuen Kollegin wird unterstellt, dass sie zu langsam arbeitet. Außerdem wird ihr höfliches Verhalten angeprangert, da dieses nicht zum »rauen Umgangston« einer geriatrischen Abteilung passe. Statt in den Mittelpunkt zu rücken, wobei die neue Kollegin Unterstützung benötigt, um ihre Einarbeitung zu erleichtern, wird sie beobachtet, ob

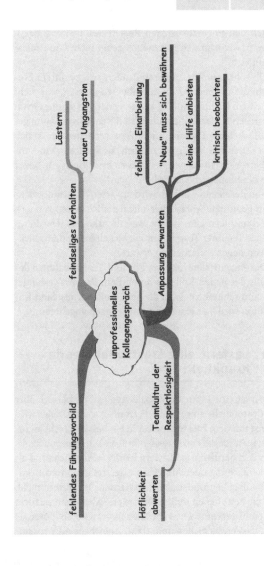

◻ **Abb. 3.1** Mindmap: »Unprofessionelles Kollegengespräch«

sie sich den ungeschriebenen Regeln des Teams anpasst. Dieses passiv-aggressive Verhalten zeugt nicht von Professionalität.

Obwohl Frau Pilz und Frau Pankert sich bei ihrem Einstieg in dieses Team haben durchbeißen müssen, was nicht nach einem leichten Anfang klingt, verlangen sie dieses von ihrer neuen Kollegin ebenfalls, statt ihr zu helfen. Damit geben die beiden Therapeutinnen zu verstehen, dass sich »Neue« erst mal bewähren müssen. Es wird also eine unsichtbare Messlatte angelegt, die es zu bewältigen gilt, bevor echte Zusammenarbeit angeboten wird.

Von der neuen Kollegin wird erwartet, dass diese nachrangig geordnete Mitarbeiter nicht höflich bittet, sondern diese dominiert. Dies ist ein Verhaltenskodex, den dieses Team als Teil ihrer Teamkultur entwickelt hat und unreflektiert von neuen Mitarbeitern erwartet.

Das Augenrollen von Frau Pilz und der Nachahmen des Tonfalls der neuen Kollegin durch Frau Pankert verbindet diese und schließt zugleich die neue Kollegin aus. Statt Kooperation wird hier lediglich Feindseligkeit angeboten.

3.1.1 Lästern: eine ernstzunehmende Krankheit!

Lästern ist eine indirekte verbale Aggression, bei der über eine dritte, nicht anwesende, Person schlecht geredet wird zumeist mit dem Ziel, sich selbst in ein besseres Licht zu rücken (▶ Fit für die Praxis: Besser im Team). In den medizinischen Fachberufen wird Lästern häufig verniedlicht und als Druckentlastung oder Mittel zur Stressreduktion im hektischen Alltag begründet. Doch so harmlos ist Lästern nicht, da es die betroffenen Kollegen belastet. Selbst wenn sie nicht direkt mitbekommen, was über sie geredet wird, so spüren sie doch, dass etwas nicht stimmt [43]. Ängstliche oder machthungrige Menschen neigen eher zum Lästern, während Menschen mit mehr Selbstvertrauen weniger dazu neigen [35].

Auch Organisationen können das Lästerverhalten fördern, wenn Mitarbeiter z. B. mit wenig offiziellen Informationen versorgt werden oder Angst auslösende oder ambivalente Situationen vorherrschen [14].

Führungskräfte sind zum Thema Lästern ganz besonders gefordert. Zum einen sind sie in einer Vorbildrolle und zum anderen setzen sie die kommunikativen Regeln in ihren Teams. Wenn sie z. B. bei Lästerverhalten nicht intervenieren, erlebt das Team dieses automatisch als Erlaubnis. Oder um es mit Michael Cohen auszudrücken [13]: »What you accept is what you teach!« Dabei ist Lästern kein Kavaliersdelikt, sondern eine ernstzunehmende Krankheit, die sich, wie ein Virus, immer weiter ausbreitet, wenn es nicht unterbunden wird.

3.1.2 Feindseliges Verhalten innerhalb medizinischer Fachberufe

Feindseligkeit kann offen oder verdeckt gezeigt werden. **Offen feindselig** sind: Beschimpfen, Einschüchtern, Demütigen, hinterhältiges Verhalten, Augenbrauen hochziehen etc. Als **verdeckt feindselig** gilt Sarkasmus, Ignorieren, hinter dem Rücken des anderen das Gesicht verziehen, Sabotage, Lügen verbreiten, Ausgrenzen etc. [3].

Medizinisches Fachpersonal erlebt sämtliche Formen von Feindseligkeit durch Patienten, durch Angehörige, durch Ärzte und Kollegen. Dabei sind die Angriffe durch Kollegen am meisten belastend [16]. Dieses aggressive Verhalten unter Kollegen auf gleicher Befugnisebene nennt sich **horizontale Feindseligkeit**[3].

Die Folgen horizontaler Feindseligkeit im Gesundheitswesen sind verheerend. So leiden die Opfer unter den verschiedensten körperlichen, psychischen, emotionalen und sozialen Störungen [31]. Die Palette beginnt mit einem niedrigen Selbstwertgefühl und geht über Herzrhythmusstörungen bis hin zu Drogenmissbrauch und Burnout (▶ Fit für die Praxis: Betriebsstörung).

Die wirtschaftlichen Auswirkungen dieser Schikanen sind enorm und lassen sich nur schwer beziffern. Neben erhöhter Fluktuation, vermehrten Krankheitszeiten sind auch der Medikamentenkonsum und die Arbeitsunfähigkeit durch Burnout kostenintensiv.

Interessanterweise zeigt in Deutschland das Gesundheitswesen die höchsten Mobbingraten an. Im Vergleich zu anderen Branchen haben Menschen, die im Gesundheitswesen tätig sind, eine sieben Mal häufigere Chance Mobbingopfer zu werden als in anderen Bereichen (▶[32][44]).

Ursachen der Feindseligkeit innerhalb medizinischer Fachberufe

Es gibt eine ganze Reihe von Ursachen der Feindseligkeit von medizinischen Fachkräften untereinander (▶[32]; [3]):

- Heilberufe gelten als **unterdrückte Disziplin**, was im Wesentlichen auf die Unterdrückung des weiblichen Geschlechts durch die Dominanz der Mediziner zurück zu führen ist. Horizontale Feindseligkeit ist der natürliche Ausdruck des Ärgers, der eigentlich den Medizinern gilt, sich jedoch an Kollegen entlädt.
- Die erlebte **Machtlosigkeit** hängt damit zusammen, dass die Unterdrücker die Tätigkeit der Unterdrückten entwerten. In diesem Falle entwertet die Medizin die Fürsorge und Kompetenz der Therapeuten und schreibt sich die Macht selbst zu.
- Die **Unsichtbarkeit der therapeutischen Tätigkeit** bedingt, dass gute Therapie oft nicht sichtbar wird, wie z. B. sämtliche Prophylaxen verhindern, dass etwas sichtbar wird.

- All die genannten Faktoren bedingen ein **geringes Identitätsgefühl** von medizinischem Fachpersonal mit ihrem Beruf. Damit fällt es schwer, sich gegen andere Berufsgruppen durchzusetzen.
- **Enge zeitliche Vorgaben und wirtschaftlicher Druck** führen dazu, Patienten zu objektivieren und sie nicht mehr als individuelle Personen wahrzunehmen. Menschen helfen zu wollen, ist jedoch das eigentliche Ziel von Therapeuten und sie erleben zu häufig, dass dies nur noch eingeschränkt möglich ist.

Was tun gegen horizontale Feindseligkeit?

» Tue, was du fürchtest, und die Furcht wird dir fremd. (Dale Carnegie)

> **Mut tut gut!**

Es ist gut, sich bewusst zu machen, dass feindseliges Verhalten schlimme Folgen haben kann und deshalb frühzeitig interveniert werden sollte (Abb. 3.2). Betroffene benötigen einigen Mut, um sich der Situation zu stellen. Es lohnt sich sehr, diesen Mut zu mobilisieren, da die Chancen sonst groß sind, dass es wieder passiert. Und diejenigen, die feindseliges Verhalten offen thematisieren, wachsen in ihrer Konfliktfähigkeit. Damit werden Anfeindungen schwerer, denn in aller Regel suchen sich »Dampfablasser« bereitwillige Opfer.

Auf feindseliges Verhalten von Kollegen sollte möglichst umgehend reagiert werden. Je länger abgewartet, geduldet oder ertragen wird, desto größer das Risiko, sich selbst zum Opfer zu machen. Empfehlenswert ist eine Reaktion, die sowohl die Fakten benennt (»*Du ziehst die Augenbrauen hoch.*«) als auch das damit verbundene Gefühl zum Ausdruck bringt (»*Da fühle ich mich kritisiert.*«). Auch direktes rückfragen ist möglich:

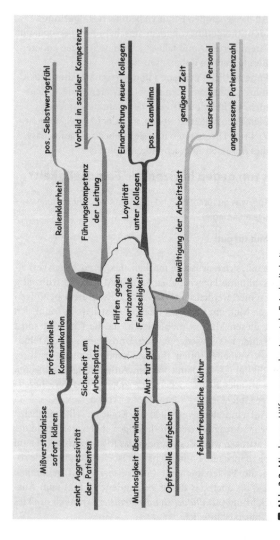

Abb. 3.2 Mindmap: »Hilfen gegen horizontale Feindseligkeit«

- »*Was willst Du mir damit sagen, wenn Du – so wie jetzt – die Augenbrauen hochziehst?*«.

Hier einige Beispiele für eine direkte Reaktion auf feindseliges Verhalten:

- »*Du kritisierst mich heute schon zum dritten Mal. Erkläre mir doch mal warum es Dir so wichtig ist, mein Verhalten zu bekritteln?*«
- »*Mit deinen Beschimpfungen greifst du mich persönlich an. Kannst du mir sagen, warum du das tust?*«
- »*Ich erlebe deinen Tonfall mir gegenüber als abwertend und unangemessen. Das ärgert mich. Von einer Kollegin erwarte ich einen professionellen Umgang.*«
- »*Ich finde dein Verhalten mir gegenüber unfair und beleidigend. Wenn es einen Grund dafür gibt, gebe ich dir jetzt die Gelegenheit, darüber zu reden. Ansonsten verbitte ich mir zukünftig deine Beleidigungen.*«

Die Aufgabe eines professionellen Umgangs miteinander liegt bei allen Teammitgliedern. Wenn eine Person ungerecht behandelt wird, ist es die Aufgabe aller, das zu thematisieren. Wegsehen öffnet Tür und Tor für weitere Feindseligkeiten. Wenn ein klärendes Gespräch nicht erfolgreich ist, gilt es sich an die nächste Führungsebene zu wenden. Auch Nichtbetroffene benötigen Mut, das Erlebte zur Sprache zu bringen.

> **Mut fällt nicht vom Himmel! Die gute Nachricht ist: Mut lässt sich üben!**

Mutlosigkeit ist kein genetisch angeborenes Schicksal. Der Erfolg liegt insbesondere in den kleinen Schritten. Bevor Sie also Mutproben wie z.B. »Bungee Jumping« in Angriff nehmen, können Sie damit beginnen, etwas für Sie Ungewöhnliches zu machen. Das kann für jeden etwas ganz unterschiedliches bedeuten.

Wenn Sie sich z.B. vornehmen, einen Ort aufzusuchen, der eine Herausforderung für Sie darstellt, könnte das eine Moschee, ein Punkkonzert oder ein Sexshop sein. Der nächste Schritt kann dann sein, sich öffentlich zu Wort zu melden. Als z.B. nach einem Vortrag eine Frage zu stellen oder sich Gehör zu verschaffen, mit einer eigenen Idee. Schneidern Sie sich Ihr persönliches Mut-mach-Programm!

Angst hat immer die Tendenz, sich auszubreiten. Das bedeutet, dass Angst nicht einfach verschwindet, wenn wir nichts dagegen tun. Mit kleinen Mutmach-Schritten gehen wir systematisch Ängste an und wachsen in unserer Persönlichkeit.

Das beste Mittel gegen feindseliges Verhalten ist natürlich professionelle Kommunikation. Eine gute Gesprächsführung sowie der Umgang mit Konflikten lassen sich mittlerweile an jeder Volkshochschule erlernen. Diese Kurse können eine gute Arbeitsgrundlage für den Beruf bilden und zahlen sich somit aus.

3.1.3   Einarbeitung neuer Kollegen: eine wichtige Aufgabe!

Neue Mitarbeiter benötigen systematische und freundliche Unterstützung bei ihrem Einstieg. Nur weil die eigenen Einstiegserfahrungen nicht besonders gelungen waren, bedeutet das nicht, dass den neuen Kollegen das gleiche widerfahren muss. Sich durchbeißen ist kein Gütesiegel, sondern ein einsamer Akt passiv-aggressiver Gewalt. Es ist verständlich, wenn das hohe Arbeitspensum zu Ungeduld führt und neue Mitarbeiter eher als Belastung, denn als Stütze erlebt werden. Dennoch zahlt sich eine gute Einarbeitung für alle Beteiligten aus. Dazu gehört:

- Freundlicher Einstieg mit Vorstellen der Kollegen, der Abteilung und dem Haus.

- Rückfragen, wie die neue Kollegin bisher eine bestimmte Aufgabe erledigt hat, statt zu erwarten, dass die im Team übliche Methode die einzig Richtige ist.
- Die neue Kollegin aktiv in das Team mit einbinden und ihr die Möglichkeit geben ein Zugehörigkeitsgefühl zu entwickeln.
- Anfangsfehler mit Verständnis und Humor nehmen, statt diese der Persönlichkeit des neuen Mitarbeiters zuzuschreiben

3.2 Gespräche mit Mitarbeitern anderer Gesundheitsberufe

Das größte Spannungspotenzial zwischen zwei Gesundheitsfachberufen liegt zwischen Pflegefachkräften und Medizinern. Hierzu hat es schon eine Reihe von Untersuchungen gegeben, welche Ursachen klären und Lösungen aufzuzeigen versuchen [19][28]. Doch erleben auch Ergo- und Physiotherapeuten häufig ähnliche Situationen.

■ **Fallbeispiel eines interprofessionellen Konflikts**
Das darf doch nicht wahr sein!
Der Stationsarzt Hugo Albert (29) kommt zur Visite auf seine Station. Es ist 7.15 Uhr und Dr. Albert will um 8.00 Uhr im OP sein. Die Station ist in 2 Bereiche gegliedert und jeder Bereich wird von einem Physiotherapeuten betreut. Er steht allein am Stationstresen als der Physiotherapeut Matthias Enders (42) über den Flur eilt, sich ein Lagerungskissen aus dem Abstellraum holt und wieder in ein Zimmer eilen will.
Dr. Albert ruft ihr hinterher: »*Matthias, schicken Sie mir mal die Anke? Ich will Visite machen!*«
Matthias Enders: »*Tut mir leid, ich kann jetzt nicht. Anke müsste in der 4 sein. Sehen Sie doch mal nach.*«

Dr. Albert geht murrend zum Zimmer 4 und öffnet die Tür. Die Physiotherapeutin Anke Pietsch (36) hatte soeben einen adipösen Patienten auf die Seite gelagert und will ihm den Rücken einreiben.

Dr. Albert: »*Da sind Sie ja! Ich will jetzt Visite machen, sonst komme ich zu spät in den OP.*«

Anke Pietsch: »*Ja, bei mir dauert es noch ein paar Minuten. Fangen Sie doch schon mal an.*«

Dr. Albert verlässt genervt das Zimmer und beginnt mit der Visite. Nach kurzer Zeit stößt Frau Pietsch dazu. Als er sich gerade dem nächsten Patienten zuwenden will, wirft Frau Pietsch einen Blick in die Kurve und sagt:

Frau Pietsch: »*Ja, bei Herrn Siering hat das Bewegungsausmaß des rechten Kniegelenkes um 20°. zugenommen*«

Dr. Albert sieht ebenfalls in die Kurve: »*Ja, dann können wir die Motorschiene auf ein erhöhtes Bewegungsausmaß einstellen. Eine 90 Flexion dürfte reichen.*« Er holt sich die nächste Kurve aus dem Visitenwagen und geht zum nächsten Patienten, Herrn Frisch und fragt: »*So Herr Frisch, was machen die Schmerzen am Sprunggelenk?*«

Herr Frisch (58): »*Die Schmerzen halten sich in Grenzen, doch die Schwellung hat die letzten Tage stark zugenommen. Weiß momentan gar nicht, was schlimmer ist.*«

Dr. Albert sieht Frau Pietsch fragend an.

Frau Pietsch: »*Herr Frisch bekommt seit 2 Tagen Lymphdrainage mit anschließender Kompression und Eisbehandlung.*«

Dr. Albert: »*Was soll das heißen? Kriegen Sie denn nicht mal die einfachsten Dinge hin, Anke? Herr Frisch steht für heute auf dem OP-Plan. Wenn Sie Ihre Arbeit nicht machen, hat das Konsequenzen!*«

Frau Pietsch: »*Ich kann es mir auch nicht erklären. Von mir hat er jedenfalls regelmäßig seine Behandlung bekommen*«

Dr. Albert: »*Das darf doch nicht wahr sein! Wegen Leuten wie Ihnen können wir hier nicht kosteneffizient arbeiten. Sie haben wohl noch nicht verstanden, dass uns die DRG's im Nacken sitzen, oder?*«

Dieses Gespräch wurde einem Erinnerungsprotokoll entnommen, was Anke Pietsch gemeinsam mit ihrem Kollegen Matthias Enders etwa 3 Tage nach dieser Visite anfertigte. Auch Dr. Albert wird um ein Gesprächsprotokoll gebeten, was dieser aus Zeitgründen ablehnt.

Etwa 2 Stunden nach dieser Visite berichtet der Bettnachbar von Herrn Frisch Frau Pietsch vertraulich, dass Herr Frisch zwischendurch die Kompressionsbandage abnimmt und das Sprunggelenk zwischendurch nicht wie besprochen kühlt.

■■ Analyse des interprofessionellen Konflikts

Dr. Albert möchte, wie jeden Morgen, pünktlich Visite machen, um rechtzeitig im OP zu sein. Er fordert den Physiotherapeuten Matthias Enders auf, ihm seine Kollegin zu schicken. Der ist verärgert, weil er viel zu tun hat und noch zusätzliche Laufarbeit für Dr. Albert erledigen soll. Herr Enders bittet Dr. Albert selbst im Zimmer 4 nachzusehen. Das freut Dr. Albert offensichtlich nicht. Als dann die Physiotherapeutin Anke Pietsch ihm mitteilt, dass er schon mal allein beginnen soll, ist er verärgert (◘ Abb. 3.3).

Die Art, wie Frau Pietsch dann während der Visite auf das erhöhte Bewegungsausmaß hinweist, lässt sich in Anlehnung an die Pflege auch als »**doctor-nurse game**« bezeichnen. Ein Spiel, was sich auch heute noch zwischen medizinischem Fachpersonal und Medizinern abspielt. Obwohl Frau Pietsch selbst weiß, dass die Motorschiene auf 90 Flexion erhöht werden sollte, sagt sie dieses nicht, sondern weist lediglich auf das erhöhte Bewegungsausmaß hin. Damit gibt sie die Vorlage für Dr. Albert, der nun seinerseits die Einstellung erhöht, was ja seine Aufgabe ist. Bei dieser Art von Kommunikation sagen Therapeuten nicht direkt, was sie denken, sondern machen Andeutungen, die den Arzt dazu bringen, Aufgaben anzuordnen [40]. So mischt sich die Therapeutin nur indirekt in die Behandlung und akzeptiert, dass der Mediziner die alleinige Befugnis hat, die Therapiemaßnahme zu ändern.

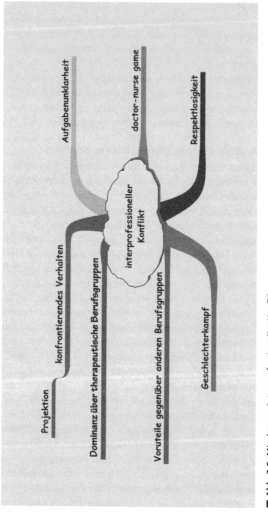

Abb. 3.3 Mindmap: »Interprofessioneller Konflikt«

Bei diesem Spiel zwischen Therapeuten und Medizinern werden Autoritätsverhältnisse zementiert und eine echte partnerschaftliche Zusammenarbeit unterbunden. Es kommt nicht selten vor, dass berufserfahrene Therapeuten bei medizinischen Anfängern einen großen Teil der Visite mit diesem Spiel bestreiten und dem jungen Arzt letztlich das Gefühl geben, er habe seine Aufgabe gemacht. Dabei hat eigentlich der Therapeut die Entscheidung getroffen. In den USA war dieses Spiel in den 1960igern sehr verbreitet, während sich das in den 1990igern durch die zunehmende Akademisierung der Gesundheitsfachberufe relativierte [40], so entscheiden dort z.B. Physiotherapeuten ob eine REHA verordnet werden soll oder nicht. In Deutschland scheint dieser Umgang von Therapeuten mit Medizinern noch sehr tradiert zu sein.

Der Angriff von Dr. Albert auf Frau Pietsch ist aus verschiedenen Gründen unprofessionell.

- Frau Pietsch wird beschuldigt, ihre Arbeit nicht korrekt erledigt zu haben, ohne dass Dr. Albert rückfragt, wie sich das alle Beteiligten erklären (also Frau Pietsch und der Patient). Die Anschuldigung erfolgt also ohne Klärung der Fakten.
- Eine Mitarbeiterin vor den Patienten zu kritisieren, verstärkt die Herabsetzung und Respektlosigkeit und hat damit eine doppelte Wirkung. Das ist entwürdigend für Frau Pietsch und muss den Patienten letztlich verunsichern, da hier die Fachkompetenz der Therapeutin angezweifelt wird.
- Dr. Albert konstruiert Zusammenhänge, die jeglicher Grundlage entbehren. So soll Frau Pietsch nicht nur ihre Arbeit nicht korrekt erledigen, sondern auch gleichzeitig kein Verständnis über DRG's und Kosteneffizienz haben. Hier sprechen wir vom sog. Horn-Effekt. Dabei wird von einem negativen Ereignis unreflektiert auf weitere andere negative Ereignisse geschlossen.

— Vor dem Hintergrund, dass Frau Pietsch älter ist und
    über 10 Jahre mehr Berufserfahrung verfügt als
    Dr. Albert wird das Benehmen von ihm zur reinen
    Farce. Hier kann ein Machtkampf der Geschlechter
    oder der Professionen das eigentliche Motiv sein.

Insgesamt muss die Reaktion von Dr. Albert als unreif und
vorschnell verstanden werden, die verletzend und entwürdigend ist und zugleich das Vertrauen des Patienten untergräbt.

3.2.1 Spannungen zwischen Therapeuten und Medizinern

Dieses Spannungsverhältnis zwischen nicht-ärztlichen Gesundheitsfachberufen und Medizinern hat eine lange Tradi-
tion und beeinträchtigt nicht nur die Arbeitszufriedenheit
sondern auch die Patientensicherheit [37].

In einer Studie über Verhaltensweisen von medizinischem Fachpersonal und Medizinern, mit denen das eigene
Selbstwertgefühl aufrechterhalten wird kommt Kannig zu
interessanten Ergebnissen. Denn beide Berufsgruppen bevor-
zugen eindeutig konfrontatives Konfliktverhalten und schrei-
ben der jeweils anderen Berufsgruppe die Verantwortung für
Konflikte zu [24]. Dieser Mechanismus wird Projektion genannt und reduziert die Selbstreflexion des eigenen Handelns,
zugunsten einer Überbewertung von Fehlern bei anderen.

Beide Berufszweige sind enormen Belastungen ausgesetzt, die im alltäglichen Miteinander zu Spannungen führen können. Die Ursachen für die erlebten Belastungen sind
jedoch unterschiedlich. Diese sollen im Folgenden weiter
ausgeführt werden.

Geschichte der Belastungen für medizinisches Fachpersonal

Im Mittelalter waren es die weisen Frauen, die als Heilerinnen tätig waren. Im Rahmen der Hexenverfolgung folterte die Kirche den Frauen ihr Wissen ab und Ärzte protokollierten als Sachverständige diesen Prozess. Damals waren Ärzte nicht besonders erfolgreich und hatten kein besonders gutes Image in der Bevölkerung. Mit der Einrichtung der Universitäten wurde dieses erfolterte Wissen (insbesondere gynäkologische Kenntnisse) dort weitergegeben. Mit dem Ausschluss der Frauen aus den Universitäten festigten die Männer ihre Vormachtstellung in der Medizin und akzeptierten Frauen lediglich in Assistenzberufen [5].

Hier hat also ein Machtwechsel zwischen Männern und Frauen um das Vorrecht auf die Ausübung der Medizin stattgefunden. Damals machten die Heilerinnen die Erfahrung, für ihr Wissen getötet zu werden. Interessanterweise verhalten sich Angehörige von Gesundheitsfachberufen heute ähnlich vorsichtig, und stehen nur eher zögerlich zu ihren Kenntnissen. Daan van Kampenhout [23] erklärt dies damit, dass jede Berufsgruppe eine Art kollektive Seele hat, in der sämtliche Erfahrungen der Berufsangehörigen eingespeist werden. Traumatisierende Erfahrungen können dabei jahrhundertelang wirken und die einzelnen Mitglieder des Berufes beeinflussen. Aus der Methode der Familienskulptur oder des Familienstellens wissen wir, dass traumatische Ereignisse unbewusst über Generationen weitergeben werden können und ihre Wirkung bei Familienmitgliedern entfalten, welche die Zusammenhänge nicht einmal erahnen. Auch bei Organisationsaufstellungen können Mitarbeiter von Firmen Verhaltensweisen zeigen, die sich nur durch einen Rückblick in die Geschichte der Organisation erklären lassen [22].

Der Gesundheitsreport der DAK (2005) untersuchte im Gesundheitswesen tätige Versicherte und fand heraus, dass neben den Muskel-Skelett-Erkrankungen die psychischen Störungen am häufigsten vorkommen. Viele Angehörige der Gesundheitsfachberufe sehen ihre Partizipations- und Mitbestimmungsmöglichkeiten gegenüber ihren Vorgesetzten deutlich beschränkt. Und eine begrenzte Autonomie erhöht die Berufsunzufriedenheit, das Stresspotenzial und die Burnoutgefahr [6].

Die Zunahme der Arbeitslast in den medizinischen Fachberufen und im therapeutischen Bereich hat enorme Auswirkungen auf das körperliche und seelische Wohlbefinden des medizinischen Personals.

Neben der hohen Arbeitslast und Patientenfluktuation, dem Schichtdienst, den emotionalen Herausforderungen sowie wirtschaftlichem Druck erleben Therapeuten häufig einen Autonomieverlust, der sich negativ auf die Berufszufriedenheit auswirkt. Die eingeschränkte berufliche Selbständigkeit wird insbesondere mit dem Verhalten der Mediziner gegenüber dem medizinischem Fachpersonal erlebt.

Belastungen der Mediziner

Thomas Bergner ist Mediziner mit eigener Praxis und gleichzeitig Coach für Führungskräfte. In seinem Buch »Burnout bei Ärzten« kommt er zu dem Schluss, dass dieses Phänomen mindestens 20% der Ärzte betrifft, was erschreckend viel ist [4]. Die Sucht und der Suizid stellt für Ärzte das größte Gefährdungspotenzial dar. 10-15% der Mediziner sind substanzmittelabhängig. Die Leberzirrhose kommt bei Ärzten 3-mal häufiger vor, als bei vergleichbaren Gruppen [33]. Von den männlichen Assistenzärzten greifen 35% und von den weiblichen immerhin 19% regelmäßig zu Cannabis [21].

Wenn Mediziner vorzeitig versterben ist die häufigste Ursache hierfür ein Suizid [18]. Da die meisten Ärzte sich nicht öffentlich ihr Leben nehmen, ist die Dunkelziffer groß. Für Mediziner liegt die Suizidrate 2- bis 3-mal höher als bei

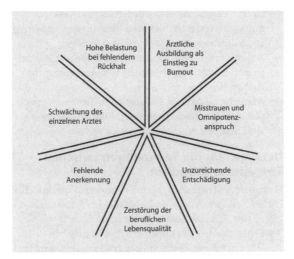

◘ Abb. 3.4 Sieben hauptsächliche Burnout-Faktoren

der Gesamtbevölkerung und für Medizinerinnen sogar bei 5- bis 6-mal höher [38].

Ursachen für Belastungen auf, die bei Medizinern zu Burnout führen können (◘ Abb. 3.4):

- Misstrauen und Omnipotenzanspruch: sich auf niemanden verlassen und alles selbst machen.
- Unzureichende Entschädigung: gesellschaftlicher Status und die monetäre Entlohnung der Ärzte ist gesunken.
- Zerstörung der beruflichen Lebensqualität: der Eingriff von Versicherungen, Qualitätskontrollen und Standesorganisation wird als Autonomieverlust erlebt.
- Fehlende Anerkennung: durch die Zunahme an chronischen Erkrankungen sinken Kurationserfolge und Patientenlob bleibt aus, weil Gesunde nicht für ein Feedback wiederkommen.

- Hohe Belastung bei fehlendem Rückhalt: Verantwortungsvolle Tätigkeit mit vielen Überstunden und wenig Unterstützung durch Kollegen oder Familie.
- Angegriffene Persönlichkeit: der persönliche Allmachtsanspruch führt zur Arbeitssucht und Ausbeutung der eigenen Person.
- Ärztliche Ausbildung als Einstieg zu Burnout: die militärischen Grundsätze der Ausbildung verhindern ein einfühlsames, patientenzentriertes Verhalten.

Ursachen für die Spannungen zwischen Therapie und Medizin

Geht man der Frage nach, warum es im interprofessionellen Dialog zwischen Ärzten und Therapeuten Schwierigkeiten gibt, lassen sich eine Reihe von Ursachen finden:

- Unterschiede im beruflichen Selbstverständnis: Während der ärztliche Auftrag gesellschaftspolitisch klar umrissen und in der Berufsordnung verankert ist, kämpften Therapeuten mit ihrem Doppelmandat, also dem Spagat zwischen ärztlicher Assistenz und eigenständiger Therapie.
- Aufgrund der immer noch weitestgehend unterschiedlichen Ausbildungsgänge (Studium vs. Berufsausbildung) sprechen beide Gruppen unterschiedliche Sprachen, was sich auch auf das Selbstvertrauen auswirkt.
- Die Verantwortung und Entscheidung über Diagnostik und Therapie liegt bei den Medizinern, während für den »assistierenden« Bereich eine Weisungsbefugnis für die Therapeuten gilt. Das die therapeutische Arbeit auch eigenständige Tätigkeiten nachweist, gerät bei den Medizinern oft aus dem Blickfeld.

3.2.2 Was Ärzte, medizinisches Fachpersonal und Therapeuten gegen die interprofessionellen Schwierigkeiten tun können

Beide Berufsgruppen benötigen mehr Fähigkeit zur Selbstreflexion ihrer jeweiligen Tätigkeit, um das kommunikative Miteinander professioneller zu gestalten. Der gegenseitige Respekt und die Bereitschaft der kritischen Selbstbetrachtung bildet die Basis für eine vertrauensvolle Zusammenarbeit.

In der interprofessionellen Kommunikation spielen folgende Aspekte eine zentrale Rolle: Zusammenarbeit, Koordination, Delegation, Netzwerken und sich zum Fürsprecher der Patienten machen [2].

Dazu gehört auch die ehrliche Auseinandersetzung mit den Gefühlen. Die Sorgen und Nöte der Patienten berühren auch unsere eigenen Ängste. Abwehrmechanismen können kurzfristig sinnvoll sein, schaden jedoch auf Dauer, da sie Teile von uns abspalten und die Authentizität schmälern. So kommt im Gesundheitswesen häufig der Abwehrmechanismus der Isolierung zum Einsatz [41]. Hierbei werden Gefühle abgespalten, um handlungsfähig zu bleiben. Wenn z.B. bei einer Reanimation alle aufkommenden Gefühle zugelassen werden würden, wären die Helfer nur begrenzt handlungsfähig. Diese isolierten Gefühle müssen allerdings später wieder integriert werden, indem gemeinsam über die erlebte Situation erzählt wird und aufkommende Emotionen zugelassen werden.

Da die medizinischen Fachberufe im Gesundheitswesen zu den Spitzenreitern bei den Burnout-Berufen zählen, besteht Handlungsbedarf in der Burnout-Prophylaxe (▶[32];[12]). Das O.U.T.-Programm gegen Burnout nimmt drei Ebenen in den Blick, die es zu verändern gilt [4]:

- das Innerpsychische (Körper, Seele und Geist),
- das Zwischenmenschliche (Beziehungen),
- die Außenfaktoren (Strukturen, Rahmenbedingungen).

O.U.T steht hierbei für verschiedene Interventionsbereiche. O bedeutet »own«, also was aus eigener Kraft verändert werden kann. U meint »useful utilities«, also brauchbare Hilfsmittel und T steht für »therapie«. Im Zwischenmenschlichen spielt die Schulung der Kommunikation eine zentrale Rolle.

Für **Mediziner** ist es wichtig, ihre gesellschaftliche Frustration (Statusverluste, monetäre Verluste, Autonomieverluste) nicht an therapeutischem Fachpersonal auszulassen. Es ist ein gedanklicher Kurzschluss zu glauben, dass die Abwertung anderer Berufsgruppen die eigene aufwertet.

Die Erwartungshaltung an Ärzte ist enorm. Sie sollen sich unermüdlich in den Dienst kranker Menschen stellen, zulasten eines ausgleichenden Privatlebens. Das dankbare Lächeln ihrer Schutzbefohlenen soll als Entlohnung die persönlichen Verzichte wettmachen. Burnout-gefährdete Ärzte laufen Gefahr, den gesellschaftlichen Druck zu verinnerlichen und sich selbst zu viel abzuverlangen.

Für **therapeutische Fachkräfte** ist es wichtig, dass sie die Opferrolle aufgeben und proaktiv werden. Statt zu jammern und alles aus der Perspektive von Problemen oder Schwierigkeiten zu sehen ist hier eine Änderung des Blickwinkels erforderlich, um in Möglichkeiten, Potenzialen, Ressourcen und Einflussoptionen zu denken.

Therapeuten ärgern sich oft über vieles (Autonomieverlust, gesellschaftliche Entwertung, fehlende kollegiale Unterstützung, etc.), was viel Energie bindet. Diese Energie könnte konstruktiver genutzt werden, indem sie sich mit anderen verbinden (»networking«), Verantwortung für die Selbstpflege übernehmen und die ihnen zustehende Macht selbst ergreifen, statt zu warten, dass es jemand macht. (▸ [32])

Judith Fitzgerald Miller [17] beschreibt innovative Formen; welche Patienten helfen sollen Copingstrategien für den Umgang mit ihrer Erkrankung zu entwickeln. Die gleichen Interventionen können Therapeuten für sich selbst anwenden, um das Gefühl eigener Machtlosigkeit zu überwinden. Dazu zählen:

- Imagination als Bewältigungsmethode,
- Verhaltensveränderung,
- Steigerung des Selbstwertgefühls,
- Wecken von Hoffnung.

3.3   Gewaltfreie Kommunikation

»   Das echte Gespräch bedeutet: aus dem Ich heraustreten und an die Tür des Du klopfen. (Albert Camus)

Die Energieverluste für Mitarbeiter des Gesundheitswesens durch eine aggressive Kommunikation sind enorm, unabhängig davon, ob es sich um offene oder verdeckte Formen gewalttätiger Kommunikation handelt. Feindseliges Verhalten innerhalb einer Profession und respektloses Verhalten zwischen den Professionen kosten nicht nur die Mitarbeiter Kraft, sondern senken auch die Arbeitszufriedenheit und steigern die Ausfälle durch Krankheit sowie die Fluktuation [42].

Im Gesundheitswesen ist unprofessionelle Kommunikation der größte vermeidbare Kostenfaktor [20]. Marshall Rosenberg [36] hat die Methode der gewaltfreien Kommunikation (GFK) entwickelt, welche sich in Schulen, Behörden und Unternehmen der Wirtschaft bewährt hat. Das Konzept ist sowohl für den beruflichen und politischen Bereich gedacht als auch sehr gut privat nutzbar. Rosenberg begann in den 1960iger Jahren die Rassentrennung an Schulen und Universitäten aufzulösen und engagierte sich für friedliche Lösungen aller Menschen. Heute findet die Methode GFK auf allen Erdteilen ihren Einsatz.

Das Konzept der gewaltfreien Kommunikation ist leicht zu erlernen. Allerdings erfordert die Umsetzung in den Alltag einiges an Übung.

3.3.1   Das Konzept der gewaltfreien Kommunikation (GFK) nach Rosenberg

Die gewaltfreie Kommunikation beruht auf 4 Schritten [36]:
- Beobachtung,
- Gefühl,
- Bedürfnis,
- Bitte.

Bei der **Beobachtung** geht es darum, die erlebte Situation wertfrei zu schildern. Jede Form von Bewertung kann beim Gegenüber als Kritik verstanden werden und Abwehr oder Angriff auslösen, was eine gelingende Kommunikation verhindert.

Das **Gefühl**, welches mit der erlebten Situation in Verbindung steht wird ehrlich zum Ausdruck gebracht.

Das **Bedürfnis**, welches sich hinter dem Gefühl liegt, wird ausgesprochen.

Abschließend wird eine klare **Bitte** geäußert, die sich auf eine konkrete Handlung bezieht. Rosenberg unterscheidet Bitten von Wünschen. Während sich Bitten auf die jetzige aktuelle Situation beziehen, sind Wünsche für die Zukunft gedacht.

Die entscheidende Grundlage für das Gelingen einer gewaltfreien Kommunikation liegt in der **Empathie**, also dem Einfühlen in das Gegenüber. Statt jemanden vorzuverurteilen gilt es genau hinzuhören und hinzuspüren, worum es dem Gesprächspartner eigentlich geht.

- **Fallbeispiel einer gewaltfreien Kommunikation**
Wie bitte?
Die Ergotherapeutin Anna Pfahl aus Hannover zieht nach München und ist dort seit 3 Monaten in der handchirurgischen Abteilung tätig. Während sie selbst mit ihrem Hochdeutsch von allen gut verstanden wird, hat sie Schwierigkeiten mit den bayri-

schen Fachausdrücken. So wird das Steckbecken hier beispielsweise als »d'Tschüssi« (die Schüssel) bezeichnet oder ein älterer unzufriedener Patient mit »oider Grandler«. Da alle ihre Teamkollegen aus Bayern kommen, muss Frau Pfahl immer wieder einzelne Begriffe erfragen. Ihre Kollegin Evi Niederhuber kommt aus Passau und ist für Frau Pfahl am schwersten zu verstehen. Auf dem Flur spricht Frau Niederhuber Frau Pfahl an:

Evi Niederhuber: »*Der oide Grandler wois ned wos a wui. Tschüssi eini, Tschüssi aussi- allad. bal i kim.-Des macht mi gonz narrisch.*« (Auf hochdeutsch: Der unzufriedene Alte weiß nicht, was er will. Das Steckbecken rein, das Steckbecken raus – immer wenn ich komme. Das macht mich ganz verrückt.)

Anna Pfahl: »*Wie bitte?*«

Evi Niederhuber: »*Wie bitte! Wie bitte!*«, wobei sie sichtlich verärgert versucht die Stimme von Frau Pfahl zu imitieren.

Anna Pfahl: »*Ich habe Sie nicht verstanden Evi, und dann frage ich nach mit »wie bitte!« Was soll ich denn sonst sagen?*«

Evi Niederhuber ruft ärgerlich und laut über den ganzen Flur: »*Des hoist woss moinst!*«. (Auf hochdeutsch: das heißt: was meinst Du?)

Anna Pfahl ist irritiert über den Gefühlsausbruch und weiß nicht, was sie falsch gemacht hat. Sie versucht genau hinzuhören, was Evi eigentlich will: »*Sie ärgert es, wenn ich hochdeutsch spreche?*«

Evi Niederhuber: »*Des nervt, doss Sie allweil tun, wie a fein Dame. Kennens net g'scheit redn? Miassn's so g'schwoin daher redn?*«. (Auf hochdeutsch: Das nervt, dass Sie sich wie eine feine Dame aufführen. Können Sie nicht gescheit reden. Müssen Sie sich so geschwollen ausdrücken?)

Anna Pfahl: »*Wenn ich hochdeutsch rede Evi, dann klingt das für Ihre Ohren geschwollen? Und Sie möchten, dass ich bayrisch rede, damit ich Ihnen nicht wie eine feine Dame daherkomme?*«

Evi Niederhuber: »*Jetzat kapiern's des!*«

Anna Pfahl: »*Oh Evi, ich habe doch nur hochdeutsch gelernt! Das ist die Sprache, die mir meine Mutter beigebracht hat. Mir war nicht klar, dass meine Muttersprache für Sie, mhm, ja, äh hochnäsig klingt.«*

Evi Niederhuber: »*Jo, preissich iss hochnäsig.*« (Auf hochdeutsch: ja, preußisch ist hochnäsig.)

Anna Pfahl: »*Evi, mir ist es wichtig, dass wir beide gut zusammen arbeiten. Und wenn Ihnen meine normale Sprache weh tut, dann möchte ich gern versuchen bayrisch zu lernen. Ich habe eine Bitte, Evi, würden Sie mir bitte dabei helfen? Ich meine, wenn ich einige bayrische Ausdrücke verwende, und die nicht richtig ausspreche, würden Sie dann meine Bayrisch-Lehrerin sein?*«

Evi Niederhuber ist verdutzt: »*Jo, ähm, mhm, des dät sie scho moch'n.*«. (Auf hochdeutsch: Ja, das lässt sich schon einrichten.)

Anna Pfahl: »*Evi, danke dass Sie mir das gesagt haben. Ich werde mir Mühe geben, aber Sie müssen Geduld mit mir haben, okay?*«

Evi Niederhuber: »*Okay.*«

Dieses Gespräch würde in einem Gedächtnisprotokoll von Frau Pfahl etwa eine Woche nach dem Gespräch aufgezeichnet und mit der Autorin gemeinsam reflektiert.

▪▪ Analyse des Gespräches

Frau Pfahl hatte schon vor 2 Jahren an einem Training zur gewaltfreien Kommunikation teilgenommen und diese Methode öfter zum Einsatz gebracht. Im Gespräch mit ihrer Kollegin Frau Niederhuber konnte sie daher alle 4 Schritte der GFK anbringen und den aggressiven Angriff so umleiten, dass ein Verstehen der Situation möglich ist.

Nachdem Frau Pfahl die Situation **beobachtet** hat versucht sie die **Gefühle** ihrer Kollegin zu ergründen, indem sie nachfragt »*Sie ärgert es, wenn ich hochdeutsch spreche?*«.

Frau Pfahl ist überrascht zu erfahren, dass ihre Muttersprache für Evi hochnäsig klingt. Sie weiß jedoch, dass viele Bayern etwas gegen Preußen haben und das scheint sich hier nun an der Sprache fest zu machen. Es ist also eher ein Kulturkonflikt als ein persönlicher zwischen den Kolleginnen. Frau Pfahl wird bewusst, dass sie mit ihrem hochdeutsch Frau Niederhuber beschämt, da diese nur bayrisch sprechen kann. Sie versucht dem **Bedürfnis** ihrer Kollegin sich bayrisch auszudrücken entgegenzukommen, indem sie dieser anbietet, diese Sprache zu lernen. Dazu **bittet** sie Frau Niederhuber sowohl um Geduld, als auch um Unterstützung.

Mit diesem Angebot schlägt Frau Pfahl einen Rollenwechsel vor: von der hochnäsigen Kollegin zur Schülerin. Damit macht sie deutlich, dass sie die Ängste von Frau Niederhuber ernst nimmt und sie als ihre Lehrerin akzeptiert. Zugleich wird ein Rollenwechsel vorgeschlagen, um Frau Niederhuber die Angst zu nehmen. So muss sich nicht Frau Niederhuber belehren lassen, wie korrekt deutsch gesprochen wird, sondern sie wird zur Lehrerin und bringt nun Frau Pfahl bayrisch bei.

3.4 Interprofessionelle Konflikte

Im Gesundheitswesen finden derzeit große Veränderungsprozesse statt. Es gibt kaum einen Markt, in dem »innerhalb kurzer Zeit so viele neue Gesetze und Verordnungen erlassen, wieder zurückgenommen, korrigiert und neu definiert wurden« [34]. Diese rapiden Wechsel in der Gesundheitspolitik und die ökonomischen Zwänge im Gesundheitswesen haben zur Folge, dass in immer kürzerer Zeit immer mehr Patienten mit multimorbiden Geschehen betreut, versorgt und behandelt werden müssen. Nicht nur der Patientendurchlauf ist größer sondern auch die Anzahl der zu versorgenden Patienten pro Fachkraft.

Linda Aiken [1] wies auf die Folgen einer solchen Zunahme der Arbeitslast für die Mitarbeiter und Patienten hin, was zu mehr Missverständnissen und Fehlern führt. Mit dem steigenden Arbeitsdruck steigen auch die Konflikte unter Kollegen und mit anderen Berufsgruppen.

■ **Fallbeispiel eines interprofessionellen Konflikts**
Gewitter ohne Reinigung

Die Ergotherapeutin Anne Päz (42) hat bereits einen anstrengenden Vormittag auf der chirurgischen Station hinter sich
bevor sie mit dem Stationsarzt Dr. Albert (29) zur Visite geht.
Ein Patient, dem während der Narbenmoblisation die frische
Naht platze musste nach sofortigem Druckverband anlegen,
ärztlich versorgt werden. Eine Patientin hatte Angst, bei der
bevorstehenden OP zu versterben und musste getröstet und
beruhigt werden. Drei weitere Patienten mussten nach gestri-
ger OP behandelt werden, wobei einer sich schon aufgegeben
zu haben schien. Er sah keinen Sinn mehr in der Behandlung
und ließ alles nur noch über sich ergehen. Nach dem Tod seiner Frau vor einem halben Jahr, war ihm so vieles egal geworden. Anne Päz hatte ihren Patienten aktiv zugehört und einige
Gespräche klangen noch nach, als sie sich mit Dr. Albert zur
Visite aufmachte.

Herr Schell (71) war gestern operiert worden. Das unklare
Geschwür hat sich als Krebs im weit fortgeschrittenen Stadium
herausgestellt. Alle Lymphknoten waren bereits befallen und
in Leber und Lunge hatten sich Metastasen gebildet. Morgens
hatte Herr Schell noch Frau Päz erzählt, dass er nächstes Jahr
mit seiner Frau zum 50. Hochzeitstag eine Reise nach Marokko
machen möchte. Das war immer der Traum der beiden, und
jetzt möchten sie ihn wahr werden lassen.

Herr Schell sieht Dr. Albert erwartungsvoll an und sagt:
»Morgen, Herr Doktor.«

Dr. Albert: *»Morgen Herr Schell. Jetzt haben sie ja die Operation
überstanden. Es war ein großer Eingriff und wir haben getan, was
wir konnten.«*

Herr Schell: *»Ja, das ist gut. Dann kann ich ja wieder hoffen, oder?«*

Dr. Albert: *»Sicher können Sie hoffen. Man soll die Hoffnung
schließlich nicht aufgeben. Wie fühlen Sie sich denn heute.«*

Herr Schell: *»Naja, noch´n bisschen schlapp. Aber mit der guten
Nachricht geht es mir gleich besser.«*

Dr. Albert: »*Na, dann ist ja gut.*«

Frau Päz zu Dr. Albert gewandt: »*Wollten Sie Herrn Schell nicht noch was sagen?*«

Dr. Albert schaut zunächst irritiert und dann verschlossen: »*Nein, dazu muss ich erst noch die Blutwerte aus dem Labor abwarten. Solange ist alles gesagt.*«

Als sie beide aus dem Zimmer sind spricht Frau Päz Dr. Albert ungehalten an.

Frau Päz: »*Das ist nicht fair, dass Sie Herrn Schell nicht die Wahrheit sagen. Er hat noch so viel vor und muss doch seine Pläne machen können. Ich finde, dass er es verdient hat, die Wahrheit zu hören, meinen Sie nicht auch?*«

Dr. Albert: »*Es ist eine Anmaßung mir zu sagen, wie ich meinen Job zu machen habe. Außerdem hört jeder, was er hören will. Herr Schell wollte Hoffnung und die hat er bekommen. Was wollen Sie also?*«

Frau Päz: »*Es ist Ihre Aufgabe, den Patienten aufzuklären. Und dazu hat Herr Schell ein Recht. Ich will einfach nur, dass Sie Ihrer Aufgabe nachkommen. Herrn Schell nicht über seine Erkrankung in Kenntnis zu setzen ist nicht nur unfair, sondern auch unprofessionell. Da habe ich einfach mehr von Ihnen erwartet.*«. Darauf dreht sie sich rum und geht ins Dienstzimmer.

Dr. Albert folgt ihr und ruft ins Dienstzimmer: »*Ich verbitte mir, dass Sie sich in meine Angelegenheiten einmischen. Bloß weil Sie überfordert sind, müssen Sie Ihren Ärger nicht an mir auslassen.*«. Er verlässt die Station und geht in den OP.

Nachdem Frau Päz der Autorin dieses Gespräch mündlich schilderte führte die Autorin mit beiden Beteiligten ein Nachgespräch unter vier Augen.

■ ■ **Analyse des interprofessionellen Konflikts aus drei Perspektiven**

Perspektive der Ergotherapeutin Anne Päz Frau Päz hat über 20 Jahre Berufserfahrung und hat sich regelmäßig fortgebildet. Sie hat eine Mentorenausbildung und Seminare in

Gesprächsführung und Konfliktmanagement absolviert. Zu diesem Thema hat sie bereits einen Vortrag auf einem Ergokongress gehalten. Den jungen Dr. Albert erlebt sie als unsicher und hält ihn auf kommunikativer Ebene für nicht lernfähig. Mehrmals hat sie ihm schon mitteilen müssen, dass der Ton die Musik macht und für ein Gespräch mit einem Patienten mehr Empathie notwendig ist. Sie sieht, dass Dr. Albert Schwierigkeiten hat, mit Patienten zu reden, doch sieht sie keinerlei Bereitschaft von ihm, dieses Verhalten zu ändern.

Wenn Patienten nicht richtig über ihre Erkrankung aufgeklärt sind, bringt das die Therapeuten immer wieder in Loyalitätskonflikte. Die Aufgabe der Aufklärung fällt in erster Linie den Medizinern zu. Da Therapeuten meist einen größeren Teil der Zeit mit den Patienten verbringen und die Patienten sich gern bei ihnen rückversichern, ob sie die Mediziner richtig verstanden haben, bringt das viele Therapeuten in ambivalente Situationen. Einerseits verlangen die Mediziner Loyalität, anderseits haben die Patienten ein Recht auf die Wahrheit. Um aus diesem Konflikt herauszukommen, bleibt den Therapeuten nichts anderes übrig, als die Mediziner darauf zu drängen ihrer Aufgabe zur Aufklärung nachzukommen oder dies nach Absprache selbst zu übernehmen.

Frau Päz sieht, dass sie Dr. Albert unter Druck setzt, hat aber zugleich den Eindruck keine andere Wahl zu haben. Die arrogante Art von Dr. Albert, sich über wichtige Dinge hinwegzusetzen ärgert sie und verstärkt in ihr das Bedürfnis, diesem »jungen Kerl mit klaren Worten unter die Arme greifen zu müssen«.

Perspektive des Stationsarztes Dr. Albert Dr. Albert ist seit 3 Monaten Stationsarzt der chirurgischen Abteilung. Er versteht sich primär als Naturwissenschaftler. Seine Berufswahl war inspiriert durch seine Liebe zur Biologie und später zur Anatomie und Physiologie. Kommunikation war im Studium kein Schwerpunkt und sie liegt ihm auch nicht. Seine ganze Energie hat er bisher darauf verwendet, sich in die verschiedenen Bereiche der Medizin einzuarbeiten. Auf die Chirurgie hat er sich immer gefreut. Der ständige Ärger mit dem medizinischen Fachpersonal seiner Station, insbesondere mit Frau Päz nervt ihn sehr.

Seine Strategie, im Umgang mit den Teammitgliedern war bisher, ihnen möglichst aus dem Weg zu gehen und die Gespräche auf das Notwendigste zu reduzieren. Oft hat er dort das Gefühl, etwas Falsches gesagt zu haben, deshalb hält er die Kommunikation knapp. Auch fühlt er sich dem Stationsteam gegenüber oft unterlegen, da sie alle viel mehr Erfahrung in der Chirurgie haben, doch er letztlich verantwortlich ist. Er weiß, dass eine gute Zusammenarbeit wichtig ist, doch die hohe kommunikative Kompetenz in diesem Team macht ihn oft hilflos. Ihm ist zwar klar, dass es wichtig ist die Patienten aufzuklären, doch im Beisein von Frau Päz findet er nicht die richtigen Worte. Deshalb übergeht er diese Aufgabe einfach. Er fühlt sich unter Druck gesetzt und dann kann er nur barsch reagieren. »*Meine Leidenschaft ist die Medizin und kein emotionales Gequatsche.*«.

Perspektive der Autorin Der Konflikt zwischen Frau Päz und Dr. Albert ist viel komplexer, als es auf den ersten Blick erscheint. In meinem Gespräch mit beiden kamen noch eine ganze Reihe anderer schwelender Aspekte auf, die in diesen Fall hineinspielen. Ich werde zunächst auf Frau Päz und dann auf Herrn Albert eingehen.

Frau Päz gehört einem innovativen Therapeutenteam an, welches sich vor ca. 5 Jahren entschlossen hat, auf professionelle Kommunikation zu setzen, insbesondere um sich nicht mehr von »Ärzten unterbuttern zu lassen.« Alle Teammitglieder sind in personenzentrierter Gesprächsführung nach Rogers geschult und einige haben zusätzlich Trainings in gewaltfreier Kommunikation nach Rosenberg absolviert. Die

Stationsleitung hat einige Trainings in Coaching für Führungskräfte belegt. Das Team beschloss sich vom »doctornurse-game« (▶ Abschn. 3.2) zu verabschieden und zu ihren eigenen Kompetenzen zu stehen. Das hatte zur Folge, dass Fehler bei Medizinern sachlich und direkt angesprochen werden, statt diese vorsichtig und beschwichtigend anzumerken. Die Ärzte werden damit nicht bloß gestellt, doch auf Augenhöhe angesprochen. Das sorgte anfangs für Wirbel in der Ärzteschaft, findet jedoch heute Zuspruch, da sich nun beide Berufsgruppen um offene Kritik bemühen und zugleich die gegenseitige Wertschätzung gestiegen ist. Dieses Stationsteam gilt im Haus als Vorzeigeteam, wenn es um Konflikt- oder Verhandlungsmanagement geht.

Etablierte und selbstbewusste Mediziner arbeiten gern auf dieser Station, da sie die Verlässlichkeit und klaren Worte schätzen. Es gibt kaum Lästereien, da dieses der transparenten Kommunikation widerspricht, was insbesondere die Mediziner angenehm finden. Auch unter Therapeuten ist dieses Team beliebt, doch wegen der ausgesprochen niedrigen Fluktuation gibt es kaum Chancen, dort Teammitglied zu werden.

Der *Chefarzt der Chirurgie* nimmt die kommunikativen Defizite bei Dr. Albert wahr und setzt ihn in diesem Team ein, damit er »gescheit reden lernt.« Dr. Albert erlebt dieses Angebot als eine »Strafmaßnahme«, die Widerstand in ihm hervorruft. Sich von Therapeuten was beibringen zu lassen, findet er unangemessen.

Erschwerend hinzu kommt seine Körpergröße von 1,68 m, denn alle Teammitglieder sind deutlich größer als er. Auf anderen Stationen wird er auch »der kleine Albert« genannt. Die gutgemeinte Maßnahme des Chefarztes fällt nicht auf fruchtbaren Boden, da **Dr. Albert** Selbstwertprobleme hat, die er mit Fachwissen zu kompensieren sucht. Statt sich auf den Vorschlag einzulassen, zieht er sich immer mehr zurück. Das führt dann zu Konflikten, wie dieses Mal mit Frau Päz.

Je mehr die Teammitglieder ihn auf seine Schwächen hinweisen, desto mehr geht er in die arrogante und autoritäre Rolle. Irgendwie ist ihm das bewusst, doch er kommt nicht raus aus dem Teufelskreis.

Die Autorin empfahl ihm ein Gruppencoaching, sowie Gesprächsführungstraining für Mediziner, was er dankbar annahm. Nach etwa fünfwöchigem Training war Dr. Albert so weit, offen und ehrlich mit den Teammitgliedern zu sprechen. Er gestand seine kommunikative Lücke und berichtete von seinen Schulungsmaßnahmen. Er bat um Geduld und teilte mit, dass er nun bereit sei, ihre Unterstützung anzunehmen, die er zuvor als Angriff erlebt hatte. Das Pflegeteam konnte sein ehrliches Angebot annehmen und als er nach einem dreiviertel Jahr die Station wechseln sollte, fiel allen der Abschied nicht leicht.

3.4.1 Mitteilen schlechter Nachrichten in der Medizin

Nach Ansicht der Mediziner Peter Langkafel und Christian Lüdke [27] verläuft das Überbringen schlechter Nachrichten in der Regel unprofessionell, oft sogar katastrophal. Denn diese Aufgabe, so die Autoren, zählt unter Medizinern zu den ungeliebten und gefürchteten. Die gute Nachricht dabei ist: »es lässt sich lernen«.

Noch im Jahr 1961 waren nur 10% der Mediziner der Ansicht, dass es wichtig sei, den Patienten vollständig über seine Diagnose aufzuklären. Im Jahr 1971 waren es allerdings schon 97%, dass eine solche Mitteilung korrekt ist [9]. Manche Mediziner geben an, ihre Patienten schützen zu wollen vor der harten Wahrheit. Doch Patienten dagegen haben ein Recht darauf und wollen definitiv über ihre Diagnose und die damit verbundenen therapeutischen Maßnahmen umfassend in Kenntnis gesetzt werden [29]. Die Aufgabe der Übermittlung schlechter Nachrichten ist nicht nur unangenehm für Mediziner sondern auch extrem stress-behaftet. In einer Studie mit Anfängern und erfahrenen Ärzten, die Patienten eine schlechte Nachricht zu überbringen hatten, wurde sämtliche physiologischen Parameter ermittelt, um den Stresslevel zu ermitteln. Das Ergebnis ist eindeutig: die wenig erfahrenen Mediziner zeigten ausgesprochen hohe Stresswerte. Außerdem konnte aufgezeigt werden, dass schlechte Kommunikation zu hohen Burnout- und Erschöpfungswerten führt [10].

Eine japanische Studie belegt, dass Angst bei Krebspatienten häufig mit der fehlenden Kommunikation zwischen Medizinern und Patienten zusammenhängt, weil die Mediziner ihre Patienten nicht umfassend informieren [25]. Eine britische Studie befragte Krebspatienten über ihre Behandlungswünsche. Eindeutig präferieren die Patienten eine Beteiligung an der Entscheidungsfindung über den Therapieplan. Dazu ist es unablässig, genau über die Diagnose und Prognose informiert zu sein [11].

Erlernen der Übermittlung schlechter Nachrichten

Mittlerweile sind eine ganze Reihe von Methoden entwickelt worden, wie Mediziner lernen können schlechte Nachrichten an ihre Patienten zu übermitteln. So wird in den USA (Bethesda, Maryland) Medizinstudenten ein Video angeboten, in denen den Grundregeln der Übermittlung schlechter Nachrichten veranschaulicht wird (SPIKES-Modell), sie erhalten eine Lehrveranstaltung zum Thema und eine Übungseinheit. Als sinnvoll erwies sich die Übung, einer Angehörigen (Schauspielerin) mitteilen zu müssen, dass ihr Mann lebensgefährlich verletzt wurde [8].

In der Türkei wurde ein Programm entwickelt, das Brainstorming, Präsentationen, Diskussionen und Kleingruppenübungen einbezog. Dieser Kurs wurde mit einem

Fragebogen evaluiert und fand großen Zuspruch bei den Studierenden [15].

In Frankreich (Nantes) wird Medizinstudenten ein 3-schrittiges Verfahren angeboten:

1. Eine Gruppendiskussion mit dem Schwerpunkt auf das SPIKES-Modell,
2. eine Videoaufnahme über eine Übungseinheit zur Umsetzung des Erlernten und
3. Feedback von erfahrenen Medizinern [7].

An der Ludwig-Maximillian-Universität in München wurde ein spezielles Curriculum entwickelt mit dem Namen »breaking bad news«. Hier sollen insbesondere die kommunikativen Fähigkeiten der Studierenden entwickelt werden. Zentraler Bestandteil dieser Lehre sind Rollenspiele, die auf Video aufgenommen werden und systematische Analysen dieser Videobänder. Dieses Programm wird sowohl von Studierenden als auch von den Tutoren sehr wertgeschätzt [26].

Das SPIKES-Modell

Das SPIKES-Modell wurde in den USA von Walter Baile et al., speziell für die Übermittlung schlechter Nachrichten in der Medizin entwickelt und findet international große Anerkennung. Dieses Modell sieht sechs Schritte vor, nämlich:

- Situation,
- Patientenwissen,
- Informationsbedarf,
- Kenntnisvermittlung,
- Emotionen ansprechen,
- Strategie und Zusammenfassung.

Situation steht für die Vorbereitung des Gespräches. (Welcher Raum? Wie viel Zeit? Was für eigene Ängste sind vorhanden?)

Patientenwissen meint die Ermittlung des bisherigen Kenntnisstandes und der Erwartungen des Patienten.

Informationsbedarf steht für das Herausfinden, welche Informationen der Patient benötigt. (Gibt es Abwehr?)

Kenntnisvermittlung meint die Erklärung von Diagnose, möglichen Therapien und Prognose in allgemein verständlicher Sprache.

Emotionen sollten unbedingt angesprochen werden und auf Gefühlsausbrüche mit Empathie eingegangen (»*Ich kann verstehen, dass Sie das wütend macht.*« »*Ja, das macht sie traurig.*«)

Strategie meint hier, das bisherige noch einmal zusammenzufassen und gemeinsam das weitere Vorgehen besprechen.

Fazit

Kollegiale Kommunikation ist Basis einer professionellen Arbeit im Gesundheitswesen. Innerhalb der eigenen Berufsgruppe sind Lästern und sowohl offene, als auch verdeckte horizontale Feindseligkeiten und Missstände, deren Behebung Sie, als Führungskräfte, in den Fokus stellen sollten. Sie haben hier Vorbildcharakter! Kommunikationsprobleme zwischen den einzelnen Berufsgruppen im Gesundheitssystem sind allen, im Gesundheitswesen Tätigen bekannt. Vorurteile und Beziehungsprobleme belasten die Zusammenarbeit und das obwohl die eigene Arbeitszufriedenheit und die Patientensicherheit von einer gelungenen interprofessionellen Zusammenarbeit abhängen. Die gewaltfreie Kommunikation nach Rosenberg bietet allen die Möglichkeit die Kommunikation zu optimieren.

Literatur

1. Aiken L, Clarke SP, Sloane DM, Sochalski J, Silber JH (2002) Hospital Nurse Staffing and Patient Mortality. Nurse Burnout and Job Dissatisfaction. J Am Med Association 288: 1987–1993

2. Arnold E, Underman Boggs K (2003) Interpersonal Relationships. Professional communication skills for nurses. Saunders, Philadelphia

3. Bartholomew K (2009) Feindseligkeit unter Pflegenden beenden. Wie sich das Pflegepersonal gegenseitig das Leben schwer macht und den Nachwuchs vergrault – Analysen und Lösungen. Huber, Bern

4. Bergner, T (2009) Burnout bei Ärzten. Arztsein zwischen Lebensaufgabe und Lebens-Aufgabe. Schattauer, Stuttgart

5. Bischoff C (1992) Frauen in der Krankenpflege. Campus, Frankfurt/Main

6. Blegen MA, Goode C, Johnson M, Maas M, Chen L, Moorhead S (1993) Preferences for Decision-Making Autonomy. IMAGE. J Nursing Scholarship 25: 339–344

7. Bonnaud-Antignac A, Campion L, Pttier P, Supiot S (2009) Videotaped simulated interview to improve medical students' skills in disclosing a diagnosis of cancer. Psycho-Onkology. Print Electronic. (Zugriff 15.04.2010)

8. Bowyer MW, Hanson JL, Pimentel EA et al. (2010) Teaching breaking bad news using mixed reality simulation. J Surg Research 159: 462–467

9. Braddock C (1989) Truth-telling and Withholding Information. University of Washington School of Medicince. Bioethics Topics. http://depts.washington.edu/bioethx/topics/tuth.html

10. Brown R, Dunn S, Byrnes K, Morris R, Heinrich P, Shaw J (2009) Doctors' stress responses and poor communication performance in simulated bad news consultations. J Ass Am Med Colleges 84: 1595–1602

11. Brown VA, Parker PA, Furber L, Thomas AL (2010) Patient preferences for the delivery of bad news the experience of a UK Cancer Center. Europ J Cancer Care. Blackwell, Print- Electronic (Zugriff 15.04.2010)

12. Burisch M (2006) Das Burnout-Syndrom. Springer, Heidelberg
13. Cohen MH (2006) What you accept is what you teach: Setting standards for employee accountability. Creative Health Care Management, Minneapolis
14. Davihizar R, Dowd ST (1996) The dynamics of rumours in the clinical setting. Nursing Standard 18: 13–15, 40–43
15. Dikici MF, Yaris F, Cubukcu M (2009) Teaching medical students how to break bad news: a Turkish experience. J Cancer Education 20: 246–248
16. Farrell G (1999) Issues in Nursing: Violence in the Workplace. Presented at the Conference in Tualatin, Oregon
17. Fitzgerald Miller J (2000) Coping fördern – Machtlosigkeit überwinden. Hilfen zur Bewältigung chronischen Krankseins. Huber, Bern
18. Franke J (1999) Stress burnout and addiction. Texas Med 95: 42–52
19. Graham R, Gutwetter A (2002) Konflikte im Krankenhaus. Ihre Ursachen und ihre Bewältigung im pflegerischen und ärztlichen Bereich. Huber, Bern
20. Händeler E (2005) Die Geschichte der Zukunft. Sozialverhalten heute und der Wohlstand von morgen. Kondratieffs Globalsicht. Brendow, Münster
21. Herbert R, Edgar L (2004) Emotional Intelligence: a primal dimension of nursing leadership? Can J Nursing Leadership 17: 56–63
22. Holitzka M (2000) Systemische Organisations-Aufstellungen für Konfliktlösungen in Unternehmen und Beruf. Schirner, Darmstadt
23. Kampenhout van D (2008) Die Tränen der Ahnen. Opfer und Täter in der kollektiven Seele. Carl Auer, Heidelberg
24. Kanning UP (1999) Selbstwertdienliches Verhalten und soziale Konflikte im Krankenhaus. Gruppendynamik 30/2: 207–229
25. Katsuki A, Ogasawara K, Miyata N, Yoshioka C, Yamagishi H (2009) How to tell a patient the truth? - a case report from a psycho-oncology outpatient clinic. Gan to kagaku ryoho. Cancer chemotherapy 36: 1511–1514
26. Kopecky-Wenzel M, Maier EM, Muntau AC, Reinhardt D, Frank R (2009) Überbringen schlechter Nachrichten – Videogestützte

Trainingseinheit für Medizinstudenten. Z Kinder- Jugendpsych Psychotherapie 37: 139–144

27. Langkafel P, Lüdke C (2008) Das Überbringen schlechter Nachrichten in der Medizin. Economia, Bonn

28. Loos M (2006) Symptom: Konflikte. Was interdisziplinäre Konflikte von Krankenpfleger/innen und Ärztinnen über Konstruktionsprozesse von Geschlecht und Profession erzählen. Reihe Wissenschaft, Band 99. Mabuse, Frankfurt/Main

29. Meredith C, Symond P, Webster L (1996) Information Needs of Cancer Patients in West Scotland: Cross Sectional Survey of Patient Views. BMJ 313: 724–726

30. Möller S (2014) Besser im Team. Teambildung und -führung für Physio- und Ergotherapeuten. Springer, Berlin Heidelberg

31. Namie G,Namie R (2000) The Bully at Work: What you can do to stop the hurt and reclaim your dignity at the job. Sourcebooks, Naperville, IL

32. Quernheim G, Schreier M (2014) Betriebsstörung. Burnout- und Stressprophylaxe für Physio- und Ergotherapeuten. Springer Berlin Heidelberg

33. Reimer C, Jurkat H, Mäulen B, Stetter F (2001) Zur Problematik der Suchtgefährdung von berufstätigen Medizinern. Psychotherapeut 46: 376–385

34. Rathje E (2001) Der Patient im Spannungsfeld zwischen Effizienz und Gerechtigkeit. Kohlhammer, Stuttgart

35. Ribeiro V, Blakeley J (1995) The proactive Management of rumor and gossip. J Nursing Administration 25: 43–50

36. Rosenberg M (2009) Gewaltfreie Kommunikation. Eine Sprache des Lebens. Junfermann, Paderborn

37. Rosenstein A (2002) Nurse-physician relationships: impact on nurse satisfaction and retention. Advanced J Nursing 102: 26–34

38. Schönberger A (1995) Patient Arzt. Der kranke Stand. Carl Ueberreuter, Wien

39. Stein L (1967) The doctor- nurse game. Archives of Genetic Psychiatry 16: 699–703

40. Stein L, Watts D, Howell T (1990) Sounding board. The doctor-nurse game revisited. NEJM 22: 546–549

41. Tewes R (1994) Bewusste und unbewusste Aspekte der Kontrolle bei Pflegekräften – eine empirische geschlechtsspezi-

fische Untersuchung. Unveröffentlichte Diplomarbeit. Universität Bremen

42. Tewes, R (2002) Pflegerische Verantwortung. Huber, Bern
43. Tewes R (2003) Wenn die Kommunikation Pflegende belastet. In: Lorenz-Krause R, Uhländer-Masiak E (Hrsg) Frauengesundheit. Perspektiven für Pflege- und Gesundheitswissenschaften. Huber, Bern
44. Zapf D (2000) Mobbing – eine extreme Form sozialer Belastung in Organisationen. In: Muhsahl HP; Eisenhauer T (Hrsg) Psychologie der Arbeitssicherheit. Beiträge zur Förderung der Gesundheit und Sicherheit in Arbeitssystemen. Asanger, Heidelberg

Erlernen professioneller Kommunikation

Renate Tewes

R. Tewes, *Einfach gesagt*,
DOI 10.1007/978-3-662-44360-6_4,
© Springer-Verlag Berlin Heidelberg 2014

4.1 Professionelle Kommunikation zahlt sich aus

» Rednerische Begabung war eine der wichtigsten Voraussetzungen eines Mannes für die Wahl zum Häuptling. Dieses ging so weit, dass bei den Azteken ein und dasselbe Wort für »Häuptling« und »Redner« gebraucht wurde. (Rudolf Kaiser; dt. Indianerforscher und Sprachwissenschaftler)

Unprofessionelle Kommunikation ist kostenintensiv und verursacht Missverständnisse und Fehler, die im therapeutischen Bereich nachhaltige Folgen haben können. Darüber hinaus führt unprofessionelle Kommunikation zu viel Kummer und Leid, was alle Beteiligte Kraft kostet. Rein ökonomisch gesehen können sich Mitarbeiter im Gesundheitswesen diese Energieverluste gar nicht leisten. Die täglichen Herausforderungen an jeden Einzelnen sind auch so schon enorm.

Besonders im stationären Alltag erleben wir sowohl offen aggressives Verhalten, wie Beschimpfen, Beschuldigen oder Beleidigen, als auch passiv-aggressives Verhalten, wie

Lästern oder Verschieben von Konflikten durch eine Harmoniekultur. Der Hang zur Konfliktscheue kostet die Volkswirtschaft Milliarden [3].

Eine Investition in professionelle Gesprächsführung zahlt sich immer aus. Kommunikativ kompetente Mitarbeiter setzen ihre Energie dort ein, wo sie benötigt wird, statt sie in Prozesse und Dynamiken zu stecken, die niemandem nützen, sondern nur schaden.

4.1.1 Was beinhaltet professionelle Kommunikation

» Die wahre Kunst der Kommunikation liegt nicht darin, nicht nur das Richtige am richtigen Ort zur richtigen Zeit zu sagen, sondern das Falsche im verlockenden Augenblick ungesagt zu lassen. (Dorothy Nevel)

Ein großer Teil der Kommunikation ist nonverbal. Allein die Kleidung, die Körperhaltung sowie Mimik und Gestik sind Kommunikation. Neben bewusst gewählten Worten senden wir auf verschiedenen Ebenen Signale, ohne uns dessen bewusst zu sein. Deshalb spielen auch persönliche Gefühle, Werte und Weltanschauungen eine wichtige Rolle in der Kommunikation (▶[6]).

Die professionelle Kommunikation umfasst viele Ebenen:

- persönliche Haltung, Einstellung und Erwartungshaltung,
- (Vor)urteile gegenüber dem Gesprächspartner oder Thema,
- eigene Wertvorstellungen und Weltanschauungen,
- kognitive Fähigkeiten,
- Umgang mit Gefühlen und Beziehungen,
- Selbstbewusstsein,

◘ Tab. 4.1 Anteile der Kommunikation.	
Kommunikationsart	**Anteil der Botschaft**
Verbal (Sprachgebrauch)	7%
Ton der Stimme (Tonfall)	23%
Nonverbal (Körpersprache)	70%

— nonverbale Kommunikation,
— sprachliche Kompetenzen,
— Gesprächsführungstechniken.

Der verbale Anteil der Kommunikation macht lediglich 7% der Botschaft ausmacht, während das Nonverbale 70% ausmacht [1] (◘ Tab. 4.1).

Diese Ergebnisse machen deutlich, wie wichtig die Beziehungsebene und ein guter Umgang mit den Gefühlen im Gespräch sind. Damit kann der Inhalt eines Gespräches weniger entscheidend sein, als vielmehr, die Art und Weise **wie** es gesagt wurde.

4.1.2 Wie lässt sich professionelle Kommunikation erlernen?

Ein wesentliches Moment beim Erlernen professioneller Kommunikation liegt in der **Selbstreflexion** und im Üben. Deshalb lässt sich das auch schlecht aus Büchern lernen. Um das kommunikative Verhalten zu reflektieren, gibt es unterschiedliche Instrumente, wie die kollegiale Beratung, die Supervision, das Mitarbeitergespräch, die Teambesprechung oder auch das Übergabegespräch.

Da wir alle unsere blinden Flecken haben ist es sinnvoll, Gesprächspartner zu haben, die unsere Worte und unser Verhalten spiegeln. Auch Videoaufzeichnungen sind hilfreich zur Selbstreflexion. Entscheidend für ein echtes Dazulernen ist die Bereitschaft, das eigene Verhalten zu überdenken, Kritik zuzulassen und Feedback anzunehmen.

Ebenso entscheidend wie die Reflexion des eigenen kommunikativen Verhaltens ist das **aktive Zuhören**. Häufig steigen wir schon nach wenigen Minuten aus dem Zuhören aus und sind bei unseren eigenen Geschichten.

Im folgenden Beispiel berichtet A von einer Begegnung mit einer Patientin. Bei den ersten beiden Sätzen hört B noch zu, danach geht sie ihren eigenen Gedanken nach.

A: »*Neulich hatte ich eine Patientin, die mit einer gebrochenen Rippe und Prellungen am ganzen Körper aufgenommen wurde.*«
B hört zu.

A: »*Angeblich war sie die Treppe runtergefallen.*«
B hört zu.

A: »*Es war wohl grad geputzt worden und die Stufen waren noch feucht, als sie mit ihrem Gehstock ausrutschte.*«
B steigt hier aus dem Gespräch aus, indem sie eine eigene Geschichte entwickelt und denkt: »Ah ja, das kennt man ja! Wird dem Ehemann wohl seine Hand ausgerutscht sein.«

Interessanterweise merkt B gar nicht, dass sie beim dritten Satz aus der Geschichte von A ausgestiegen ist und in ihre eigene Story geht. Das ist typisch für Gespräche. Oft haben die Zuhörer bis zum Ende der Geschichte das Gefühl, die ganze Zeit zugehört zu haben. Dadurch vermischt sich die eigene Geschichte mit der des Gegenübers.

Die **Methode des Paraphrasierens** ist hilfreich, da sie zum Zuhören diszipliniert. Zugleich können wir uns beim Gegenüber versichern, ob wir das Gehörte auch richtig verstanden haben.

4.1.3 **Vorbereitung auf ein Gespräch**

Wenn die Möglichkeit besteht, sich auf ein Gespräch vorzubereiten, kann ein professionelles Gespräch leichter fallen. Gerade bei herausfordernden Gesprächen zahlt sich die Vorbereitung aus. Empfehlenswert ist es, folgende Fragen vorab ehrlich für sich zu beantworten [8]:

- Was sind meine persönlichen Motive für dieses Gespräch? (Anliegen, Gefühle).
- Was möchte ich mit diesem Gespräch erreichen? (Ziel konkret und positiv formulieren).
- Welche Motive und Ziele sind vom Gegenüber zu erwarten?
- Welche Themen möchte ich wie ansprechen?
- Welche möglichen Konflikte sehe ich?
- Welche möglichen Übereinkünfte sehe ich?
- Was ist mir bei der Lösung wichtig?

Der leitende Physiotherapeut Richard Patos bereitet sich auf ein Gespräch mit dem Oberarzt Dr. Ludwig Sauer vor. In den letzten Wochen waren zu den geplanten Operationen immer wieder neue hinzugekommen, was zu vermehrten Überstunden der Therapeuten führte, die für die Nachbehandlung zuständig waren. Die Ursache lag dabei in persönlichen Absprachen des Oberarztes mit Privatpatienten, die zusätzlich operiert wurden, ohne dass diese auf dem Operationsterminplan auftauchten.

Die Klinikleitung (KL) hatte Herrn Patos wissen lassen, dass sie eine bessere Koordination von ihm erwartet und nicht bereit sei, diese Überstunden zu vergüten. Herr Patos bereitet sich mit folgender Checkliste auf das Gespräch mit dem Oberarzt (OA) vor:

- Persönliche Motive:
  - weitere Überstunden der MA vermeiden, um Anforderung der KL gerecht zu werden

- Mein Ziele:
    - Verständnis des Oberarztes für Überstundenverzicht erreichen.
    - Oberarzt zu einer Verhaltensveränderung bewegen, im Sinne einer gemeinsamen transparenten Operationsplanung.
- Motive und Ziele des Gegenübers (hier Oberarzt):
    - Fallzahlen erhöhen, um mehr Gewinn für die Klinik zu erreichen.
    - Persönliches Interesse an Privatpatienten, da der OA eine Gewinnbeteiligung hat.
- Mögliche Konflikte:
    - Die ausgeprägte Leistungsorientierung des OA zeigt wenig Verständnis für Rahmenbedingungen, da er seine eigenen Grenzen gern überschreitet und dieses auch von anderen erwartet.
- Mögliche Übereinkünfte:
    - Überbelastung der Mitarbeiter ist keine Dauerlösung.
- Wichtige Themen:
    - Untersuchungsergebnisse über Arbeitszufriedenheit und die Einhaltung von Dienstzeiten.
    - Fluktuationsraten bei Überbelastung von Mitarbeitern.
- Wichtig für Lösung:
    - Gemeinsames Grundverständnis über das Problem.
    - Gegenseitige Akzeptanz und Wertschätzung der Person.
    - Betonung von Fakten (z. B. Ergebnisse der Mitarbeiterbefragung zur Berufszufriedenheit).
    - Betonung der Bedeutung einer gemeinsamen Lösung.

4.1.4 Die hohe Kunst des Fragenstellens

» Ein Weiser gibt nicht die richtigen Antworten, sondern
er stellt die richtigen Fragen. (Claude Lèvi-Strauss)

Wer jemanden überzeugen möchte, sollte möglichst viel
über diese Person wissen. Im Gespräch lässt sich mit den
richtigen Fragen hierzu viel herausfinden. Um dem Gesprächspartner Raum zu geben empfiehlt es sich mit **offenen
Fragen** zu beginnen. Mit offenen Fragen gebe ich dem Gegenüber Gelegenheit, seine Ansicht zum Thema mitzuteilen.
Die Fragen signalisieren Interesse und öffnen, im wahrsten
Sinne des Wortes. Beispiele für offene Fragen:

- »*Wie sind Sie zu dem Hobby des Eisfischens gekommen?*«,
- »*Was fasziniert Sie an diesem Fachgebiet?*«,
- »*Sie haben sich sehr für die Patientin Frau Müller enga-
giert. Was ist für Sie das Besondere an diesem Fall?*«.

Dagegen lassen sich **geschlossene Fragen** mit »ja« oder
»nein« beantworten und dienen eher der Abklärung von Inhalten. Beispiele hierfür sind:

- »*Haben Sie häufiger Rückenbeschwerden?*«,
- »*Sind Sie verheiratet?*«.

Wenn das Gesprächsthema umrissen wurde, bieten sich
Sondierungsfragen an, um sich ein genaueres Bild machen
zu können. Hierzu bieten sich die W-Fragen an, wie z. B.:

- »*Wann sind die Rückenbeschwerden zum ersten Mal
aufgetreten?*«,
- »*Wo treten die Beschwerden häufiger auf?*« (Büro,
zuhause, beim Hobby, …),
- »*Wie machen sich die Rückenschmerzen bemerkbar?*«
(brennen, stechen, beißen, ziehen, …),
- »*Was in Ihrem Leben ist bei Rückenschmerzen beeinträchtigt?*« (Konzentration, Beweglichkeit, ...),

▬ »*Wer bekommt ihre Beschwerden mit oder ist davon betroffen?*« (Enkel, Chef, Ehefrau, …).

Eine Möglichkeit der indirekten Befragung sind die **zirkulären Fragen**. Hier befrage ich nicht das Gegenüber direkt, sondern beziehe eine dritte (imaginäre) Person mit ein. Das hat den Vorteil, dass der Gesprächspartner nicht zu seiner Meinung befragt wird, sondern er aus der Perspektive einer anderen Person antwortet. Das kann entlasten. Ein Beispiel hierfür ist:

▬ »*Herr Dr. Meier, wenn ich Ihre Frau fragen würde, warum Sie selbst aus dem Urlaub bei uns im Krankenhaus anrufen, um zu hören, ob alles in Ordnung ist, was würde sie mir dazu wohl sagen?*«

Dagegen könnte die direkte Frage: »*Warum rufen Sie selbst im Urlaub noch bei uns an?*« eher als Angriff verstanden werden. Zirkuläre Fragen können im Gespräch eine wichtige und entlastende Funktion einnehmen. Deshalb empfiehlt es sich, diese Frageform zu üben.

Suggestivfragen unterstellen eine gewissen Absicht des Verhaltens und sollten nur vorsichtig verwendet werden, da diese Fragen manipulativ erlebt werden können. Beispiel hierfür:

▬ »*Wie viele Stunden täglich schauen Sie fern?*«,
▬ »*Welchen Unterschied haben Sie seit dem letzten Besuch festgestellt?*«.

Eine wichtige Unterscheidung beim Fragen liegt in der **Problem- oder Lösungsorientierung**. Liegt das primäre Interesse darin, das Problem zu verstehen und von allen Seiten zu beleuchten? Oder konzentrieren Sie ihre Energie auf Fragen, welche Lösungsmöglichkeiten anbieten? Grundsätzlich sollten Sie sich auch Zeit für Lösungen einräumen und nicht ausschließlich in der Problembeschreibung hängen bleiben.

Besonders günstig ist, wenn Sie sich zuvor bereits einige Lösungen überlegt haben und diese dann einbringen können. Falls das nicht der Fall ist, können Sie im Gespräch umleiten mit:

- »*Okay, ich glaube die Problematik ist nun für alle deutlich sichtbar. Jetzt möchte ich gern mit Ihnen überlegen, welche Möglichkeiten uns dazu einfallen, dieses Problem zu lösen.*«.

4.1.5 Die Kunst zu überzeugen

Wenn jemand überzeugt werden soll, gilt es 4 Dinge zu berücksichtigen [4]:

- Klarheit
- Verstehen
- Offenheit
- Sinnstiftung

> **Die grundsätzliche Voraussetzung im Überzeugungsprozess ist die eigene Glaubwürdigkeit und eine Atmosphäre des Vertrauens.**

Mit **Klarheit** ist insbesondere die Fähigkeit gemeint, sich verständlich und präzise auszudrücken. Das gelingt leichter, wenn der Schwerpunkt im Gespräch nicht auf dem »reden wollen« sondern auf dem »verstanden werden wollen« gelegt wird.

Verstehen beinhaltet Empathie, also die Fähigkeit sich in das Gegenüber hineinzuversetzen. Es gilt herauszufinden, was mein Gesprächspartner will und was ihm wichtig ist.

Mit **Offenheit** ist die Fähigkeit gemeint, das eigene Anliegen ehrlich, offen und authentisch anzusprechen. Diese Fähigkeit ist vertrauensfördernd und kann entwaffnend wirken.

Sinnstiftung meint die Fähigkeit, das Verhandlungsthema in einen sinnstiftenden Kontext zu stellen und somit die

Bedeutung zu unterstreichen. Das Wissen um Sinn und Zweck einer Angelegenheit kann einen Erklärungsrahmen bieten und zur Mitarbeit motivieren.

Fazit

Eine gelungene Kommunikation im Gesundheitswesen ist das Aushängeschild der jeweiligen Organisation. Sie erhöht nicht nur die Kundenzufriedenheit der Patienten, sondern auch die Arbeitszufriedenheit der Mitarbeiter. In Anbetracht der zugenommenen Unzufriedenheit bei Medizinern [2] und medizinischem Fachpersonal (NEXT-Studie; [5]) und dem ansteigenden Bedarf an Fachkräften (demografische Entwicklung) muss der Verbesserung der Kommunikationskultur im Gesundheitswesen alle Aufmerksamkeit zukommen.

Da die Körpersprache mit 70% den größten Anteil an der Nachrichtenüberbringung hat sind Kommunikationstrainings mit Rollenspielen, Videoaufnahmen und Feedbackverfahren besonders geeignet diese »blinden Flecken« im Verhalten zu reflektieren. Denn kommunizieren lernen ist ähnlich dem Erlernen von Radfahren: die theoretische Auseinandersetzung mit Literatur kann eine Grundlage bilden, doch ersetzt nicht das Üben!

Führungskräfte sind stets in einer Vorbildfunktion und beeinflussen die Kommunikation ihrer Mitarbeiter maßgeblich [7]. Deshalb ist eine Schulung der Leitungskräfte bezüglich ihrer kommunikativen Kompetenzen besonders wichtig.

Literatur

1. Alspach G (2007) Critical Care Nurses as Coworkers: Are our interactions nice or nasty? Critical Care Nurse 27: 10–14
2. Bergner, T (2009) Burnout bei Ärzten. Arztsein zwischen Lebensaufgabe und Lebens-Aufgabe. Schattauer, Stuttgart
3. Bruns C, Christ H, Richter H (2000) Kommunikation im Krankenhaus. Gespräche sicher und kompetent führen. Stam, Köln

4. Edmüller A, Wilhellm T (2010) Manipulationstechniken. So setzen Sie sich durch. Haufe, Freiburg
5. Hasselborn HM, Müller BH (2007) Arbeitsbelastung und -beanspruchung bei Pflegepersonal in Europa. Ergebnisse der NEXT- Studie. Springer, Berlin
6. Möller S (2014) Besser im Team. Teambildung und -führung für Physio- und Ergotherapeuten. Springer, Berlin Heidelberg
7. Tewes R (2009) Führungskompetenz ist lernbar. Praxiswissen für Führungskräfte in Gesundheitsfachberufen. Springer, Berlin
8. von Kanitz A (2009) Gesprächstechniken. Haufe , München

Communication Center im Krankenhaus

Renate Tewes

R. Tewes, *Einfach gesagt*,
DOI 10.1007/978-3-662-44360-6_5,
© Springer-Verlag Berlin Heidelberg 2014

》 Nicht mit Erfindungen, sondern mit Verbesserungen macht man Vermögen. (Henry Ford)

Die Organisation eines Krankenhauses bindet die unterschiedlichsten kommunikativen Prozesse. Da die Bedeutung professioneller Kommunikation gerade im Zeitalter der Computerisierung zugenommen hat, entschließen sich immer mehr Kliniken ihre Häuser mit eigenen Communication Centern auszustatten.

Der Erwerb und Transfer von Information und Wissen hat mit der Einführung personaler Computer (PC) immens an Bedeutung gewonnen. Manch ein Patient ist bereits umfassend über seine Erkrankung und die Behandlungsoptionen informiert, bevor er die Klink betritt. Das Medium Computer ist zum alltäglichen Bestandteil der Bevölkerung geworden, so dass auch Krankenhäuser dieses Kommunikationsmittel nutzen müssen, um:

- ihre Dienstleistungen für alle transparent zu machen,
- Kundenzufriedenheit durch zeitgemäße Kommunikation zu fördern,
- sich am Markt sichtbar zu platzieren und
- einen schnellen Wissenstransfer zu gewährleisten.

Neben dem Computer spielt insbesondere das Telefon eine wichtige Rolle, um Kontakte zu ermöglichen und Anfragen schnell zu bearbeiten. Unabhängig vom gewählten Medium ist die Fähigkeit zur professionellen Kommunikation die Basis für gelingende Kommunikation innerhalb der Organisation und nach außen.

Erwin Hammes und Wolfgang Joseph erklären bereits 2001 »der Bedarfszeitpunkt für die Einführung von Communication Center in Krankenhäusern wurde bereits überschritten« [3].

5.1   Was ein Communication Center leistet

Im Gesundheitswesen muss die Kommunikation als Basis der Dienstleistung verstanden werden. Deshalb zahlt sich eine Investition in professionelle Kommunikation stets aus. Neben der Nutzung verschiedenster Medien ist insbesondere die Schulung des Personals die zentrale Aufgabe.

Telekommunikation im Sinne eines Call Centers wird zum Aushängeschild einer Organisation. Hier wird Kundennähe und Kundenbindung ermöglicht. Dazu empfiehlt sich ein Front Office für die Erreichbarkeit und ein Back Office für Rückfragen [3].

Mit erarbeitetem Informationsmaterial können Patienten ihre Erkrankung besser bewältigen [1]. Dieses kann in Form von Flyern geschehen oder auch als Video oder DVD.

Je nach Größe und Anspruch der Gesundheitsorganisation kann das Communication Center mit Fachkräften besetzt werden, die gleichzeitig Beratungen über das Telefon oder Online durchführen. Hier bieten sich medizinische Fachkräfte an [2]. Wichtig ist eine Rückkopplung der erarbeiteten Beratungskonzepte mit dem Personal des Hauses. Hier müssen die wesentlichen Informationen über das Intranet zugänglich sein.

> ❯ Informierte Patienten können besser am Gesundungs-
> prozess mitarbeiten, was sich nur positiv auswirken
> kann. Und informierte Angehörige können ihre
> kranken Verwandten besser unterstützen.

Bei dem Aufbau eines Communication Center im Krankenhaus muss genau ermittelt werden, welche Ziele damit verbunden sind, welche Ressourcen notwendig und welches
Outcome damit ermöglicht wird. Im Mittelpunkt sollte dabei
immer das Servicezentrum für Patienten stehen [2].

Die sieben Leistungen eines Communication Centers [2]
- Akquisition und verkaufsförderndes Marketing (z.B.
  Erstkontaktaufnahme)
- Informationsservice (z.B. mit Info-Hotlines) und
  Terminvereinbarungen
- Kundenpflege, Nachbetreuung, Beschwerdemanage-
  ment und Reklamationswesen
- Markt- und Imageanalysen
- Notfall- und Unterstützungsangebote (z.B. mit
  Support-Lines)
- Aus EDV-Systemen entstehende Telefonate (Inkasso,
  Bestellungen)
- Betreuung der Internet- und Multimediaaktivitäten

5.2 Schulung von Mitarbeitern für das Communication Center

Geschulte Mitarbeiter sind das A und O eines Communication Center. Sie benötigen fachliche Kompetenz, eine freundliche Stimme, soziale Intelligenz, sprachliche Kompetenz und
insbesondere die Fähigkeit den Kunden so anzunehmen, wie
er ist. Die gezielte Ausbildung und Vorbereitung auf den Einsatz im Communication Center muss als wichtige Investition
verstanden werden [4].

Fazit

Communication Center können, mit gut geschulten Mitarbeitern, den Service gegenüber dem Patienten deutlich verbessern, indem mittels professioneller Kommunikation die Informationsweitergabe optimiert wird. Besser informiert kann der Patienten besser zur eigenen Genesung beitragen.

Literatur

1. Dommer E (2001) Patientenorientierte Information und Krankheitsbewältigung. In: George W (Hrsg) Das Communication Center im Krankenhaus. Huber, Bern
2. Georg W (2001) Das Communication Center im Krankenhaus. Huber, Bern
3. Hammes E, Joseph W (2001) Kundenzufriedenheit durch zeitgemäße Publizität mit Hilfe von Communication Center. In: George W (Hrsg) Das Communication Center im Krankenhaus. Huber, Bern
4. Junge S (2001) Schulung und Vorbereitung für den Einsatz eines KCC. In: George W (Hrsg) Das Communication Center im Krankenhaus. Huber, Bern

In aller Kürze

Renate Tewes

R. Tewes, *Einfach gesagt*,
DOI 10.1007/978-3-662-44360-6_6,
© Springer-Verlag Berlin Heidelberg 2014

Professionelle Kommunikation ist nicht nur ein Faktor für beruflichen Erfolg sondern hat auch direkte Auswirkungen auf die Wirtschaftlichkeit einer Organisation. Denn unprofessionelle Kommunikation ist kostenintensiv. Missverständnisse, Lästereien, Vorenthalten von Informationen beeinflussen die Gesundheit und Arbeitszufriedenheit der Mitarbeiter maßgeblich. Eine deutsche Studie von 2006 fand heraus, dass nur noch 13% der Arbeitnehmer mit Freude ihrer Tätigkeit nachgehen. Bereits 19% haben innerlich gekündigt und 68% machen nur noch Dienst nach Vorschrift (http://www.gallup.de). Da unzufriedene Mitarbeiter durchschnittlich 2,4 Fehltage mehr pro Jahr haben, beläuft sich der wirtschaftliche Verlust in Deutschland dabei auf 250 Mrd. Euro pro Jahr.

Die Formen unprofessioneller Kommunikation sind dabei vielfältig: so werden Kollegen gemobbt und über Mitarbeiter gelästert, die eigene Organisation »durch den Kakao gezogen«, einfach gelogen, Informationen nur an die Lieblingskollegen weiter gegeben oder auch Diebstahl begangen (Verbandsmaterial, Tape etc.).

Da unprofessionelle Kommunikation Unsummen im Gesundheitswesen verschlingt zahlt sich eine Investition in die Schulung professioneller Kommunikation aus. Die meisten Gesundheitsberufe werden primär in Bezug auf Fachkompetenz ausgebildet. Eine systematische Schulung in Gesprächsführung zählt in der Regel nicht dazu. Dabei bestimmt die Kommunikation im Gesundheitswesen den beruflichen Alltag. Interessanterweise wird im Sozial- und Gesundheitswesen 7-mal häufiger gemobbt, als z.B. in technischen Berufen, so der Mobbingforscher Dieter Zapf [1]: Individual antecedents of bullying). Dieses Buch hat Sie hoffentlich ermutigt die alltäglichen Situationen des beruflichen Alltags zum Üben zu nutzen, und so die eigene kommunikative Kompetenz Stück für Stück zu erweitern.

Literatur

1.   Zapf D, Einarsen S (2010). Individual antecedents of bullying: The victims and the bullies. In: Einarsen S, Hoel H, Zapf D, Cooper CL (eds). *Workplace bullying: Development in theory, research and practice. 2nd ed.* Taylor & Francis, London

Serviceteil

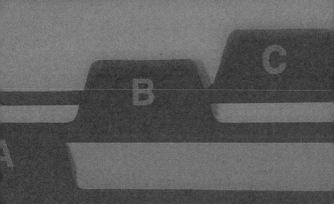

R. Tewes, *Einfach gesagt*,
DOI 10.1007/978-3-662-44360-6,
© Springer-Verlag Berlin Heidelberg 2014

Stichwortverzeichnis

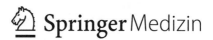
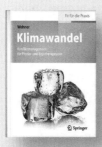
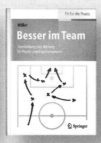
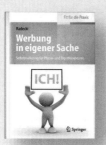
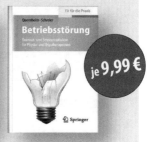

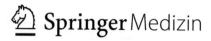
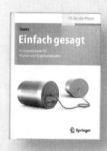
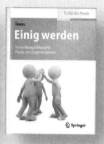
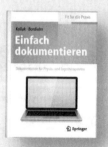
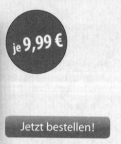

Printing: Ten Brink, Meppel, The Netherlands
Binding: Ten Brink, Meppel, The Netherlands